CASOS CLÍNICOS DERMATOLÓGICOS BASADOS EN LESIONES CUTÁNEAS

LESIONES PRIMARIAS, LESIONES SECUNDARIAS, LESIONES PRIMARIAS Y SECUNDARIAS

Autor: **Carlos Vich Cordón**

ÍNDICE

PARTE 1.
LESIONES PRIMARIAS

1.1 Mácula

1.2 Mancha

1.3 Pápula

PARTE 2.
LESIONES SECUNDARIAS

2.1 Collarete epidérmico

2.2 Escoriación

2.3 Erosión

2.4 Úlcera

2.5 Liquenificación

2.6 Hiperpigmentación

2.7 Hiperqueratosis

2.8 Fístula

2.9 Cicatriz

PARTE 3.
LESIONES PRIMARIAS O SECUNDARIAS

3.1 Comedón

3.2 Descamación

3.3 Costra

3.4 Hipopigmentación

3.5 Alopecia

PRESENTACIÓN

Queridos compañercs/as veterinarios/as, os presento mi nuevo libro:

CASOS CLÍNICOS DERMATOLÓGICOS BASADOS EN LESIONES CUTÁNEAS

editado por la editorial científica Amazing Books.

¿Por qué lo he titulado así? Porque en todo paciente dermatológico, tanto canino como felino, es muy importante poder definir bien las lesiones en der-matología, dado que su conocimiento ayudará a identificar la patología que presenta el animal y facilitará las vías de actuación para afrontar el caso clínico. Para ello, es fundamental establecer un criterio claro y concreto en la definición de las lesiones en dermatología veterinaria con el fin de poder utilizar todos los profesionales el mismo lenguaje. Este es el objetivo del libro, explicar de forma concisa qué es una lesión y qué no lo es, así como su definición exacta.

Así que espero que os guste el libro **¡y que disfrutéis de nuevo!**

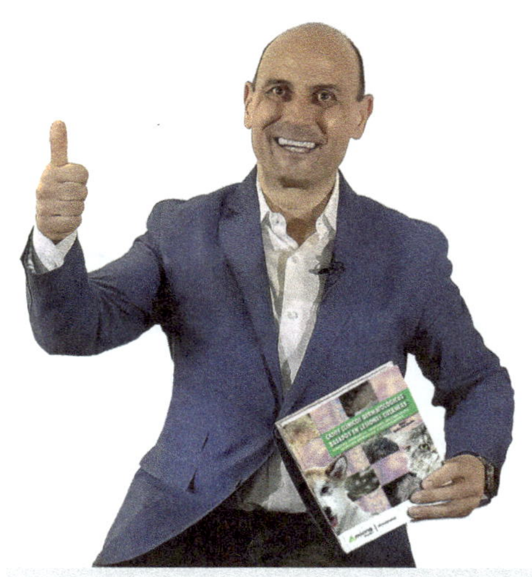

Carlos Vich Cordón
Veterinario especialista en dermatología

[*Vídeo presentación*]
AUTOR

https://amazingbooks.es/terminologia-clinica-dermatologica

EL AUTOR

CARLOS VICH CORDÓN

- Licenciado en Veterinaria en junio de 1995 por la Universitat Autònoma de Barcelona.
- Miembro de la ESVD desde 1995 (European Society of Veterinary Dermatology).
- Diplomado ESAVS (European School for Advanced veterinary Studies) en Dermatología, Luxemburgo 1996, Luxemburgo 1997, Barcelona 1998.
- Director y fundador de Dermovet (desde 1995 Servicio exclusivo de Dermatología Veterinaria).
- Más de 600 ponencias en España, Portugal y Latinoamérica.
  - Principales empresas del sector; colegios de veterinarios; asociaciones de veterinarios y universidades.
  - Ponencias para asistentes técnicos veterinarios y estilistas.
- Congresos por toda la geografía mundial.
- Coach en dermatología veterinaria.
- Formación online exclusiva.
- Visitas exclusivas y especializadas en dermatología con diagnóstico *in situ*.

CURSOS Y PONENCIAS

- 1995: Congreso Europeo ESVD (European Society of Veterinary Dermatology), Barcelona, España.
- 1995: Estancia en Milán desde septiembre de 1995 hasta agosto de 1996 en la Clínica Veterinaria Papiniano con el Dr. Fabrizio Fabbrini (Full Member ESVD).
- 1996: Veterinario de urgencias y responsable de dermatología desde septiembre de 1996 hasta marzo de 1997 en la Societat de Serveis Veterinaris, Barcelona, España.
- 1997: Workshop ESVD de Patología Clínica Dermatológica, Nantes, Francia.
- 1997: Congreso Europeo ESVD, Pisa, Italia.
- 1998: Congreso AMVAC (Asociación Madrileña de Veterinarios de Animales de Compañía), Madrid, España.
- 1998: *Masterclass* de Enfermedades Crónicas Dermatológicas, Copenhague, Dinamarca.

- 1998: Congreso Europeo ESVD, Maastricht, Holanda.

- 1998: Curso ESVD de Inmunología Cutánea, Cremona, Italia.

- 1998: Congreso Nacional de AVEPA (Asociación de Veterinarios Españoles Especialistas en Pequeños Animales), Santiago de Compostela, A Coruña, España.

- 1999: Curso de Citología Dermatológica, Hamburgo, Alemania.

- 1999: Congreso AAVD (American Academy of Veterinary Dermatology), Hawái, Estados Unidos.

- 1999: Curso de Dermatología en Geriátricos, Viena, Austria.

- 1999: Congreso Europeo ESVD, Helsinki, Finlandia.

- 1999: *Workshop* de Terapéutica Dermatológica, Cremona, Italia.

- 2000: Curso de Onicopatías, Pododermatitis, Reacciones a fármacos, Seborreas y Aplicación del láser en dermatología, Viena, Austria.

- 2000: Congreso Mundial ESVD/AAVD, San Francisco, Estados Unidos.

- 2001: Curso AKVD (Arbeitskreis für Veterinärdermatologie) de Urgencias Dermatológicas, nuevas tendencias terapéuticas y la piel como marcador de enfermedades internas, Viena, Austria.

- 2001: Workshop ESVD de Dermatopatología veterinaria. Patrones histológicos de todas las enfermedades cutáneas, Londres, Reino Unido.

- 2001: Congreso GEDAC (Grupo de Estudio de Dermatología de Animales de Compañía) de Dermatología racial. Enfermedades genético-hereditarias, París.

- 2001: *Workshop* ESVD de Dermatología felina, Ámsterdam, Holanda.

- 2001: Congreso Europeo ESVD, Copenhague, Dinamarca.

- 2002: *Workshop* ESVD de Dermatología equina, Estocolmo, Suecia.

- 2002: Congreso Europeo ESVD, Niza, Francia.

- 2003: Congreso Europeo ESVD, Tenerife, España.

- 2004: *Workshop* ESVD de Biología de la piel, Lyon, Francia.

- 2004: Congreso Mundial ESVD/AAVD de Dermatología, Viena, Austria.

- 2005: Congreso Europeo ESVD, Chalkidiki, Grecia.

- 2006: Congreso Europeo ESVD, Lisboa, Portugal.

- 2006: Curso SIDEV (Società Italiana di Dermatologia Veterinaria) de Atopia y alergia alimentaria, Cremona, Italia.

- 2007: Curso SIDEV de Inmunología cutánea, Cremona, Italia.

 Casos clínicos dermatológicos basados en lesiones cutáneas | Carlos Vich Cordón

- 2007: Curso SIDEV de Dermatosis víricas caninas y felinas, Cremona, Italia.

- 2007: Simposio Virbac sobre Terapia tópica dermatológica, Niza, Francia.

- 2007: Congreso SCIVAC (Società Culturale Italiana Veterinari per Animali da Compagnia), Rimini, Italia.

- 2007: *Workshop* ESVD de Oncología cutánea, Berna, Suiza.

- 2007: Congreso Europeo ESVD, Mainz, Alemania.

- 2007: Curso SIDEV-SIONCOV (Società Italiana di Dermatologia Veterinaria-Società Italiana di Oncologia Veterinaria) sobre Síndromes paraneoplásicos, Cremona, Italia.

- 2008: *Workshop* ESVD de Terapéutica dermatológica, Cuneo, Italia.

- 2009: Congreso Europeo ESVD, Bled, Eslovenia.

- 2010: Curso+ SIDEV de Tratamientos en dermatología basados en la evidencia (EBM), Cremona, Italia.

- 2010: Congreso Europeo ESVD, Florencia, Italia.

- 2010: Curso BVDSG (British Veterinary Dermatology Study Group) de Oncología cutánea, Mánchester, Reino Unido.

- 2011: Congreso Europeo ESVD, Bruselas, Bélgica.

- 2011: *Workshop* ESVD de Inmunología cutánea, Hamburgo, Alemania.

- 2011: Curso BVDSG de Terapéutica dermatológica, Mánchester, Reino Unido.

- 2012: Congreso Mundial ESVD/AAVD de Dermatología veterinaria, Vancouver, Canadá.

- 2012: Congreso SIDEV sobre Actualizaciones en dermatología, Montesilvano, Italia.

- 2013: Congreso AIVPA (Associazione Italiana Veterinari Piccoli Animali) sobre Terapia dermatológica, Bolonia, Italia.

- 2013: Congreso Europeo ESVD, Valencia, España.

- 2014: Congreso Europeo ESVD, Salzburgo, Austria.

- 2015: Congreso Europeo ESVD, Cracovia, Polonia.

- 2016: 8th World Congress of Veterinary Dermatology, Burdeos, Francia.

- 2017: Congreso Europeo ESVD, Lausana, Suiza.

- 2018: Congreso Europeo ESVD, Dubrovnik, Croacia.

- 2019: Congreso Europeo ESVD, Liverpool, Reino Unido.

- 2019: British Veterinary Dermatology Study Group, Birmingham, Reino Unido.

CASOS CLÍNICOS DERMATOLÓGICOS BASADOS EN LESIONES CUTÁNEAS

INTRODUCCIÓN

INTRODUCCIÓN

En este libro, abordaremos los diferentes tipos de lesiones dermatológicas que podemos observar en nuestros pacientes y hablaremos de lesiones primarias, lesiones secundarias y lesiones primarias y secundarias, con lo cual será fundamental en todo paciente dermatológico identificar las lesiones primarias, las lesiones secundarias o las lesiones primarias o secundarias, hacernos un buen capítulo de lesiones, topografía, sintomatología, tratamientos, etc., para identificar la causa o causas tomando muestras de las lesiones primarias, sobre todo: tricograma, citología y raspados, para poder diagnosticar.

Por lo tanto, trataremos una por una todas las lesiones con imágenes y con casos clínicos, y con una explicación para poder definir lo que hay que hacer y lo que he hecho en cada caso clínico. Todo esto visto de una manera práctica y directa en primera persona, tal cual he vivido cada caso clínico.

DEFINICIÓN DE LESIÓN PRIMARIA, LESIÓN SECUNDARIA Y LESIÓN PRIMARIA O SECUNDARIA

Definición de lesión primaria

La que es directamente proporcional a la enfermedad que tiene el paciente; es una lesión capital, fundamental, para tomar muestras y poder identificar cuál es la etiología del proceso.

Definición de lesión secundaria

Siempre es derivada de una primaria, con lo cual, conociendo también las lesiones secundarias sabremos de qué primaria deriva y, a su vez, podremos pensar en diagnósticos diferenciales.

Definición de lesión primaria o secundaria

Hay lesiones que pueden ser primarias o secundarias, dependiendo de la patología que presente el paciente. A modo de ejemplo, la alopecia. Hay alopecias primarias por enfermedades, por dermatosis, que producen alopecia por definición, por ejemplo, alopecia areata. Y hay alopecia secundaria en pacientes que no presentan una dermatosis que produce alopecia por definición pero, por ejemplo, produce prurito, y, a través de este prurito, el paciente se automutila, se rasca, se muerde y acaba produciendo una alopecia secundaria. Es entonces fundamental investigar si es una lesión primaria o secundaria.

PARTE 1

LESIONES PRIMARIAS

1.1 MÁCULA

Definición

Una mácula es una lesión primaria caracterizada por un cambio de color de la piel, sin relieve, hasta 1 cm de diámetro; estos cambios de color pueden ser de diferentes tipos. Puede ser, por ejemplo, eritematosa: la piel toma un color rojo, rojizo, y es característica de alergias, sobre todo, atopia. Es muy habitual la presencia de máculas eritematosas en zonas glabras: axila, vientre.

El segundo tipo de mácula podíamos considerar hipopigmentada. Significa que la piel pierde pigmento y esto puede ser muchas veces postinflamatorio o por un vitíligo.

Otro tipo sería hiperpigmentada, es decir, la piel toma un color marrón, marrón oscuro, o negro, más pigmentación de lo habitual. Y esto muchas veces se ve con enfermedades endocrinas o con melanosis fisiológicas o, muy habitual también, la presencia de hiperpigmentaciones postinflamatorias.

Por último, tenemos la púrpura. La púrpura es una mácula en la cual la piel toma un color violeta, lila; es muy poco frecuente, pero se puede observar en intoxicaciones o reacciones a fármaco.

Tratamiento

El tratamiento dependerá de su etiología. Por ejemplo, si es una mácula eritematosa debido a una atopia, evidentemente, cuando controlemos la inflamación causada por la atopia, la mácula desaparecerá. Por ejemplo, una mácula causada por un vitíligo, es decir, una despigmentación de carácter genético, es imposible. O una hiperpigmentada por un léntigo, enfermedad también genética la cual conlleva hiperpigmentaciones puntuales, sobre todo, a nivel de mucosas y de cojinetes plantares en gatos naranjas, y en perros también, estas máculas hiperpigmentadas no van a desaparecer, porque son genéticas, dependerá de la etiología de la misma. La hiperpigmentada por una endocrinopatía desaparece cuando controlamos esta endocrinopatía. La hiperpigmentada postinflamatoria, poco a poco, se va reabsorbiendo conforme controlamos el cuadro clínico.

1.2 MANCHA

Definición

Una mancha es un cambio de color de la piel sin relieve, aunque la etiología va a ser siempre la misma que la mácula, se diferencian por el tamaño. La mácula es menor de 1 cm de diámetro y la mancha es mayor de 1 cm.

Causas

Las mismas que las máculas, porque hay el mismo tipo de manchas que de máculas. Eritematosa, alergias, sobre todo, también hay otras posibilidades, como parasitosis, reacciones autoinmunes, etc. Hiperpigmentadas, endocrinos, postinflamatorias o léntigo, que es una enfermedad genética que conlleva hiperpigmentaciones puntuales de la piel. Hipopigmentada, genética, vitíligo, o lo que denominamos hipopigmentación postinflamatoria, puede acontecer, aunque es poco frecuente, porque normalmente, después de una inflamación, la piel se hiperpigmenta. Porque en el fondo hemos de pensar que, como en la ruleta, hay rojo y negro, normalmente el rojo es eritema, veremos la definición más adelante, y una vez lleva instaurado un tiempo o lo controlamos, normalmente, como la piel está caliente, el efecto es como si estuviera tomando el sol todo el día. Entonces la piel se hiperpigmenta, se pone morenita, se ennegrece. Pero hay pacientes que son todo lo contrario, pierden la pigmentación, son fenómenos biológicos que a veces no tienen mayor explicación.

Y la última sería la mancha púrpura, que, igual que la mácula púrpura, toma la piel un aspecto liloso, violeta, y es, en la gran mayoría de casos, por reacciones a fármaco o intoxicaciones.

Tratamiento

Las manchas, así como las máculas, tienen tratamiento siempre que podamos controlar sus causas. Por ejemplo, si son genéticas, léntigo, hiperpigmentadas, no hay tratamiento. Vitíligo, hipopigmentadas, tampoco hay tratamiento. En cambio,

 Casos clínicos dermatológicos basados en lesiones cutáneas | Carlos Vich Cordón

una mancha eritematosa debido a una inflamación, si controlamos la causa de la inflamación, vamos a poder eliminarlas, y si un paciente está intoxicado y controlamos la intoxicación a través de unos cuidados intensivos, estas manchas púrpuras también van a desaparecer. Dependerá mucho de la etiología de cada caso.

¿Un gato y un perro pueden tener máculas y manchas a la vez?

Por supuesto. La grandeza de la dermatología es que es pleomórfica y, como la naturaleza, totalmente salvaje, es decir, podemos tener en un mismo paciente manchas y máculas del mismo tipo y, a su vez, de diferentes tipos. Tú puedes observar un paciente con manchas eritematosas y máculas hipopigmentadas, o al revés; o tener léntigo y, a su vez, estar intoxicado y tener máculas púrpuras. No hay que catalogar siempre que por el hecho de tener manchas no va a tener máculas, o al revés; o por el hecho de tener un tipo de mácula o de mancha, no va a poder tener otro tipo.

Prevalencia

Es mucho mayor en el perro, porque en el gato es raro ver máculas y manchas. Existe el léntigo, sobre todo, en gatos naranjas, que les aparecen máculas hiperpigmentadas a nivel de la mucosa oral, de la trufa, de los cojinetes y por la piel, pero no es tan habitual como en perros, por ejemplo, en muchas razas (bulldog francés, fox terrier, West Highland White terrier) ver manchas y máculas hiperpigmentadas de carácter totalmente benigno, que hipermelanosis benignas.

En cambio, en el gato es muy poco frecuente. Por ejemplo, el gato con atopia o hipersensibilidad ambiental no presenta un cuadro clínico característico como en el perro; en el gato se observa, sobre todo, prurito facial y otros cuadros clínicos de prurito felino, pero no hay tanta evidencia de la presencia de máculas o manchas eritematosas en zonas glabras. Así pues, tanto mancha como mácula son, para mí, mucho más frecuentes en perro que en gato.

Casos prácticos

Para los casos prácticos, en este libro se han incluido vídeos didácticos donde se explica de forma sencilla cada uno de los conceptos referidos a las lesiones primarias. De una forma sencilla, haciendo la lectura del QR con un smartphone o tablet, se puede acceder al vídeo explicativo que complementa a la lectura de cada capítulo.

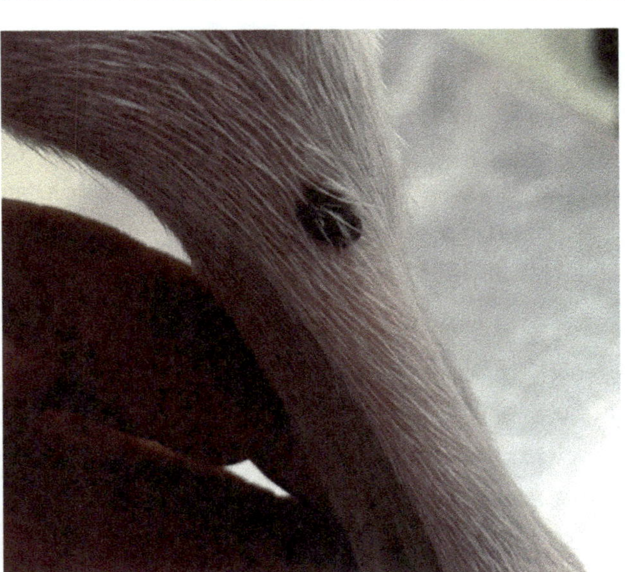

Mácula hiperpigmentada (nevus)

Aquí vemos una mácula hiperpigmentada en un paciente canino de raza bull-dog francés, que me llamaron porque tenía otitis crónica. Durante la visita les pregunté si les preocupaba alguna cosa más o si tenían alguna duda, y me dijeron que le había salido una mancha negra y que estaban muy preocupados. Les comenté que, por favor, me la enseñaran. Cuando vi el tipo de mácula, porque en este caso hablamos de mácula hiperpigmentada, les aseguré que tranquilidad absoluta, que era un paciente muy joven y que ahora tenía esta, pero que con el tiempo verían que le aparecerían como setas, dos, tres, veintidós, cincuenta. No pasa nada, son cambios de color de la piel, en este caso totalmente benignos y muy característicos de esta raza, como de otras, pero en el bulldog francés, sobre todo, blancos, se ven mucho, no hay que alarmarse. Evidentemente, me dediqué a la otitis del paciente, hice citología: un abordaje de otitis externa que, en este caso, como en la gran mayoría, era causada por una atopia.

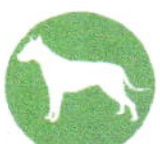

Fijémonos en la presencia de numerosas máculas y manchas eritematosas en un paciente canino de raza golden retriever, con prurito generalizado, es un paciente joven, y un prurito que inicialmente respondía a glucocorticoides. Lesiones localizadas en las zonas glabras, en este caso, la axila, con numerosas manchas y máculas eritematosas. Así pues, diagnóstico principal y primordial: atopia. A partir de aquí, abordaje y valoración de la presencia o no de infecciones secundarias, como pioderma y *Malassezia*,

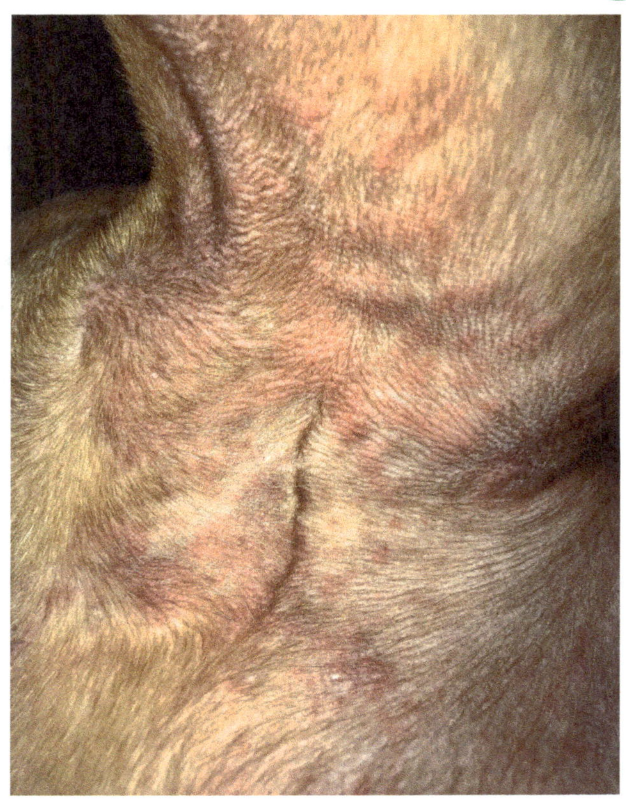

Máculas y manchas eritematosas (atopia)

y tratamiento del prurito con ciclosporina y ácidos grasos, para mantener al paciente controlado. Y si necesitamos o creemos que es conveniente poder evaluar con la prueba intradérmica, el *skin-test*, los alérgenos para poder hacer una inmunoterapia, fundamental. Control de prurito, control de infecciones secundarias, inmunoterapia y champuterapia. Esta sería la batería que tendríamos que abordar como regla general, además luego habrá casos concretos donde podemos utilizar otro tipo de fármacos, otras terapias, pero en este caso abordé la presencia de pioderma y *Malassezia*, traté la atopia con ciclosporina, ácidos grasos y champuterapia, y con el tiempo le realicé el *skin-test*, con lo cual aplicamos también inmunoterapia.

Observamos en este paciente canino de raza West Highland White Terrier la presencia de una melanosis generalizada a modo de máculas y de manchas hiperpigmentadas, totalmente benigno, no hay que preocuparse por nada. Porque veremos muchos pacientes así, que tienen, sobre todo, en la zona ventral y las axilas, incluso muchas veces también la zona dorsal, manchas y máculas hiperpigmentadas, y no pasa nada, suelen ser pacientes jóvenes: un año, dos años, tres años…, van a estar así toda la vida. Y muchas veces tienen una cantidad exagerada, y el propietario se alarma pensando que es una enfermedad o que tiene un contagio de alguna situación, de alguna patología, o de alguna bacteria, o de algún hongo, pero para nada, tranquilidad absoluta, melanosis fisiológica. No pasa nada.

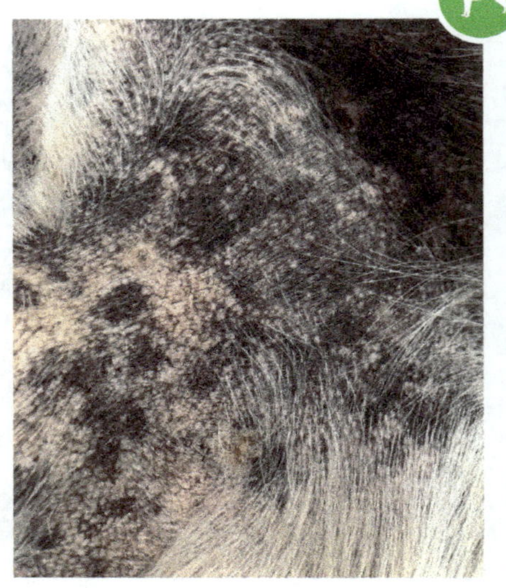

Máculas y manchas hiperpigmentadas (melanosis fisiológica)

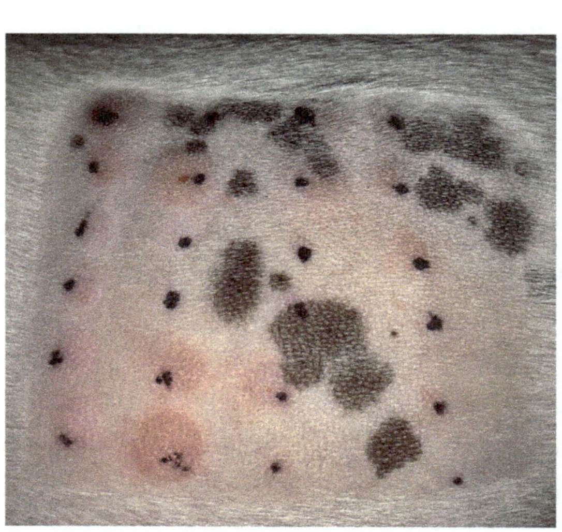

Máculas y manchas hiperpigmentadas

Observamos aquí la presencia también de máculas y manchas hiperpigmentadas que se pueden observar cuando depila al paciente. Una vez realizado el *skin-test*, observamos la presencia, como veremos más tarde, de lesiones habón y eritema, compatibles con reacciones positivas al *skin-test*. También se puede observar en la foto estas máculas y manchas hiperpigmentadas totalmente benignas en este caso, en un paciente canino de raza bulldog inglés.

Casos clínicos dermatológicos basados en lesiones cutáneas | Carlos Vich Cordón

Observamos aquí un paciente canino de raza bulldog francés. Con la presencia de máculas hiperpigmentadas. Pero veamos todo el bosque, no veamos solo el pino; es decir, fijémonos en que, aparte de las manchas y de las máculas hiperpigmentadas, vemos que el paciente tiene alopecia, hipotricosis, hay una falta de pelo absoluta, es un paciente con un pelaje, un pelo blanco prácticamente inexistente. Y esto no es casualidad. Luego, nos fijamos que en las zonas que no están hiperpigmentadas observamos la piel eritematosa, hay un eritema difuso; además, también vemos la presencia de comedones, significa que hay material en el folículo piloso, junto con la alopecia y el eritema, con un paciente con prurito crónico, es muy característico que sea por una atopia crónica con

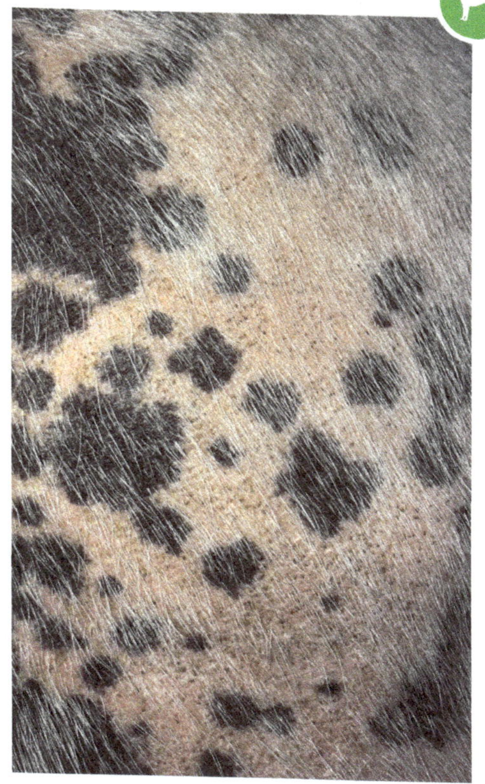

Máculas y manchas hiperpigmentadas (atopia)

una foliculitis bacteriana secundaria. Las máculas y manchas hiperpigmentadas son debidas a una inflamación crónica, a un eritema crónico, a una atopia crónica.

[**Clase práctica**]

MÁCULA Y MANCHA

https://amazingbooks.es/caso-clinico-vich-1

1.3 PÁPULA

Definición

Una pápula es una auténtica maravilla. Yo, cuando veo en mis pacientes pápulas, tengo taquipnea, tengo taquicardia, tengo hipertermia, tengo hiperventilación. Porque una pápula ya da mucha información, si la sabemos observar y si controlamos absolutamente la topografía de cada enfermedad. Pero, evidentemente, tiene una definición, la pápula es una lesión primaria con relieve, de hasta 1 cm de diámetro. Es, a modo de metáfora, como si fuera un volcán, y a modo coloquial que, por favor, no lo podemos utilizar porque es una terminología aberrante, es lo que se conoce como grano o granito. Pero lo más importante de la pápula ya no es que tenga volumen y que sea de hasta 1 cm de diámetro, es su topografía.

Hay dos tipos de pápulas, esto es fundamental. Folicular e interfolicular. Evidentemente esto va a dividir absolutamente los diagnósticos diferenciales. La folicular te va a decir que el paciente que tienes delante padece una foliculitis y sus causas más habituales son tres: demodicosis, dermatofitosis (*Dermatophytes*) y foliculitis bacteriana. Evidentemente, también hay muchos otros diagnósticos diferenciales causa de foliculitis, pero estos tres son el 90 % mínimo.

Las pápulas interfoliculares no dependen del folículo piloso, es decir, no dependen de una patología que cause foliculitis, como por ejemplo una alergia por contacto.

Causas

La causa siempre indica inflamación o infección. Hay un sobrecrecimiento de tejido de células, una hiperproliferación celular, con o sin infección, tanto fúngica como bacteriana, pero observamos siempre engrandecimiento de la piel.

Tratamiento

El tratamiento dependerá de su etiología. Por ejemplo, abordando las tres más frecuentes, causa de pápula folicular: demodicosis, tratando la demodicosis y curando al paciente, las pápulas desaparecen. Foliculitis bacteriana, dependerá del caso si daremos antibiótico o no, curando esta pioderma, esta foliculitis bacteriana, la pápula folicular desaparecerá, y si es por *Dermatophytes*, tratando y curando los *Dermatophytes*, la pápula desaparece. Otro tipo de etiologías, evidentemente,

 Casos clínicos dermatológicos basados en lesiones cutáneas | Carlos Vich Cordón

tratando la etiología, la pápula desaparece. Y, por último, las no foliculares o las interfoliculares, sobre todo, una alergia por contacto, tratando la inflamación de la misma y evitando el contacto con el alérgeno, la pápula desaparece.

Prevalencia

No hay prevalencia de razas, cualquier raza de perro y de gato puede presentar pápulas. En cuanto a especies, tanto el perro como el gato presentan en muchos cuadros clínicos la presencia de pápulas. Recordemos que hay un cuadro clínico en el gato, en dermatología felina, que se denomina dermatitis miliar. Esta no deja de ser numerosas pápulas muy pequeñas, de un milímetro de diámetro, con una minicostra arriba, con lo cual, tenemos muchos gatos con prurito y muchos gatos con prurito que presentan también dermatitis miliar. A su vez, en el perro, las pápulas también son muy frecuentes, sobre todo, por foliculitis bacteriana, que es súper frecuente en el perro, igual que la pioderma.

Casos prácticos

Para los casos prácticos, en este libro se han incluido vídeos didácticos donde se explica de forma sencilla cada uno de los conceptos referidos a las lesiones primarias. De una forma sencilla, haciendo la lectura del QR con un smartphone o tablet, se puede acceder al vídeo explicativo que complementa a la lectura de cada capítulo.

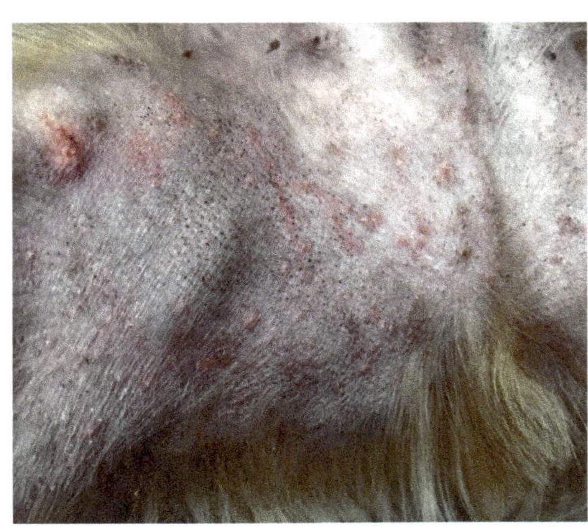

Pápulas (atopia)

Observamos este paciente, un golden retriever, con numerosas pápulas a nivel de la zona ventral, zona típica de atopia, con lo cual, inflamación, que se puede ver en este caso como una dermatosis papulosa debido a la inflamación provocada por atopia. Esta dermatosis papulosa va a evolucionar en muchos casos a pústulas, que es cuando incidiremos para tomar muestras de citología.

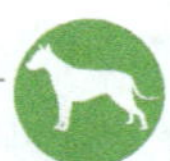

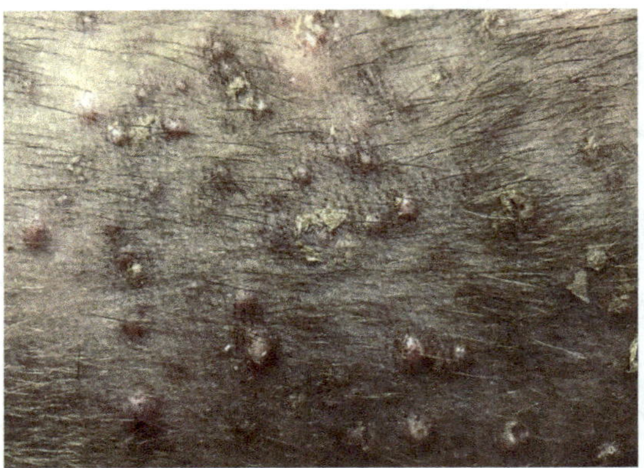

Pápulas (calcinosis)

Este cuadro clínico es característico de atopia y de foliculitis bacteriana. Observamos esta presencia de pápulas bastante diseminadas en un paciente canino de raza bulldog inglés con síndrome de Cushing. Son pápulas porque son lesiones, en este caso hasta 1 cm de diámetro, con relieve, pero el origen es la presencia de calcinosis cutis en la piel, y son, la mayoría de veces, pápulas interfoliculares, con lo cual, ¿cómo podemos hacer que este paciente mejore? Evidentemente, diagnosticando la causa de la calcinosis cutis, que en el 99 % de casos es por un síndrome de Cushing, y tratarlo para que desaparezca la calcinosis cutis secundaria.

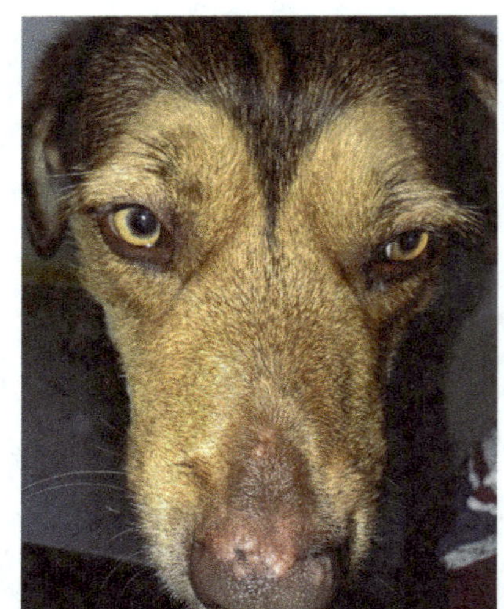

Pápulas (leishmaniosis)

Observamos en esta zona concreta del puente nasal con la unión de la trufa, en este paciente canino de raza inespecífica, la presencia de pápulas en esta zona. Mucho cuidado, porque hay tres diagnósticos diferenciales. Uno, leishmaniosis; dos, mosquito *bite;* tres, foliculitis forunculosis eosinofílica. Podría haber más, pero en este caso la citología es fundamental y pude observar una citología granulomatosa con la presencia de amastigotes. Es un caso de leishmaniosis. Evidentemente, tratando y curando la leishmaniosis, las pápulas desaparecieron.

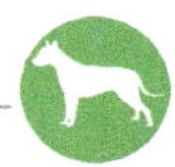

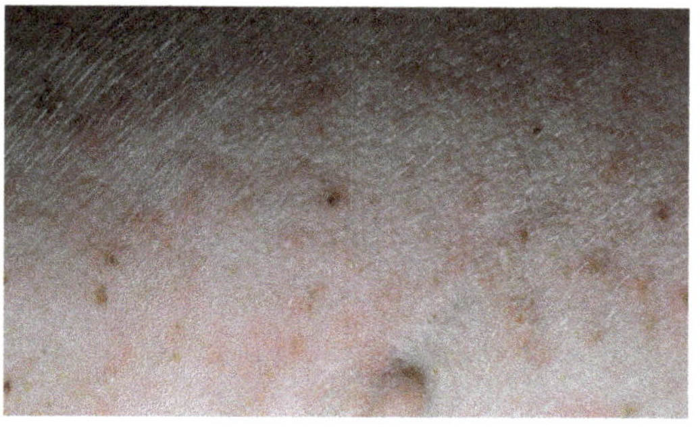

*Pápulas (pápulo-costras,
sarna sarcóptica)*

Observamos este paciente de raza husky siberiano con lesiones papulosas y costrosas, pápulo-costras. Tenía un prurito infernal muy intenso. En este caso, la verdad es que fue una visita bastante intensa. Porque el propietario estaba muy enfadado, porque el paciente no mejoraba, y el propietario empezó a tener prurito la semana anterior de la visita. A la hora de hacer la visita, fui a la clínica que me llamó, y me encontré una paciente totalmente llena de pápulas y de costras con un cuadro clínico característico de sarna sarcóptica. La presencia de estas pápulo-costras, junto con una topografía lesional, característica de sarna sarcóptica, como son los codos, el pabellón auricular y el reflejo otopodal positivo bilateral, me hacía pensar que tenía sarna sarcóptica.

Al preguntarle al propietario si tenía lesiones o tenía prurito, me dijo que desde hacía una semana tenía prurito, sobre todo, nocturno, que es característico de la sarna sarcóptica en humana, y le dije si tenía lesiones para que me las mostrara. Efectivamente, tenía lesiones en topografías características de sarcóptica en humana, como podemos observar en el brazo del propietario. Así pues, valorando de nuevo al paciente, depilé para poder hacer raspados superficiales e identificar a *Sarcoptes scabiei*.

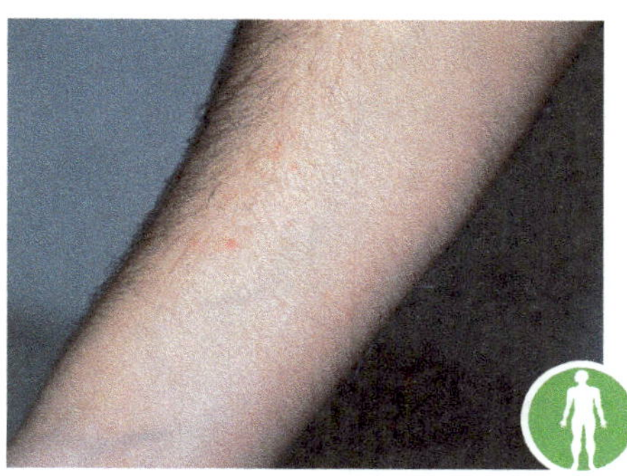

*Pápulas (sarcóptica en humana)
transmitida por su mascota*

[Clase práctica]

PÁPULA

https://amazingbooks.es/caso-clinico-vich-2

1.4 ERITEMA

Definición

El eritema es una lesión primaria caracterizada por enrojecimiento de la piel por vasodilatación de los vasos superficiales de la dermis. Hemos de recordar que la epidermis es avascular, con lo cual los vasos sanguíneos están en la dermis superficial, en la dermis profunda y en el subcutáneo. Así pues, el eritema nos está evidenciando inflamación, vasodilatación, hiperperfusión sanguínea, y es compatible con cualquier dermatosis inflamatoria.

Causas

Las causas van a ser toda etiología inflamatoria, toda dermatosis inflamatoria. Por ejemplo, alergias: alimentaria, atopia, DAPP, por contacto, reacciones a fármaco, cualquier vasculitis, dermatopatías isquémicas, inflamaciones por infecciones que también liberan toxinas y enzimas proteolíticos o lipasas, proteasas, etc., *Malasezzia*, produce mucho eritema siempre, pioderma, por las toxinas, produce eritema en muchas ocasiones, autoinmunes, todas las autoinmunes producen inflamación, cualquier dermatosis inflamatoria conlleva la presencia de eritema.

Tratamiento

El eritema normalmente desaparece, siempre y cuando sepamos la etiología de su causa y la controlemos, con lo cual, si controlamos el cuadro clínico principal, el eritema desaparece.

Prevalencia

No hay predisposición racial para la presencia de eritema. Es característico de enfermedades inflamatorias. Y en cuanto a la especie canina o felina, sí que es verdad que veo muchos más pacientes caninos con eritema, porque también no hay tantas dermatosis inflamatorias en el gato. Las alergias sí que pueden presentar eritema, sobre todo, a nivel facial, en el resto del cuerpo es poco frecuente observar eritema con una topografía habitual en el perro en zonas glabras. En el gato normalmente no es así. Recordemos que el gato con alergia puede presentar prurito facial y de cuello, complejo granuloma eosinofílico, dermatitis miliar y alopecia extensiva felina, pero es raro observar pacientes felinos con máculas o manchas eritematosas, no así en el perro, que es altamente frecuente.

Casos prácticos

Para los casos prácticos, en este libro se han incluido vídeos didácticos donde se explica de forma sencilla cada uno de los conceptos referidos a las lesiones primarias. De una forma sencilla, haciendo la lectura del QR con un smartphone o tablet, se puede acceder al vídeo explicativo que complementa a la lectura de cada capítulo.

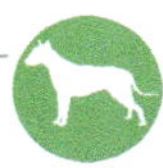

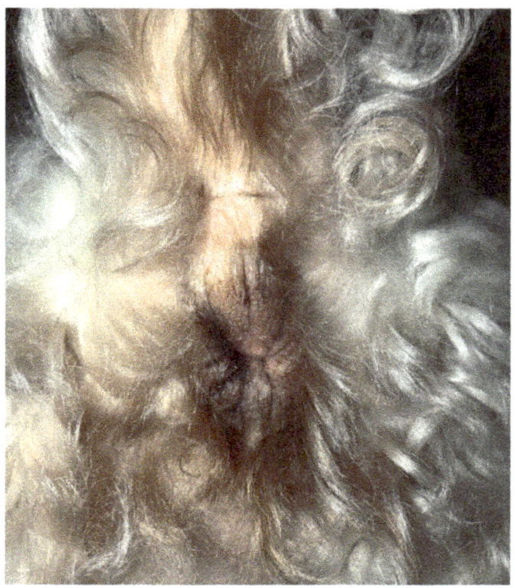

Observamos este paciente canino de raza West Highland White Terrier con eritema perianal, en la zona anal, característico de alergia alimentaria o dermatitis por *Malassezia*.

Eritema (alergia alimentaria)

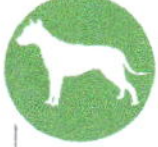

Paciente canino de raza cocker spaniel con la presencia de eritema en el pabellón auricular, con otitis externa, característico de atopia.

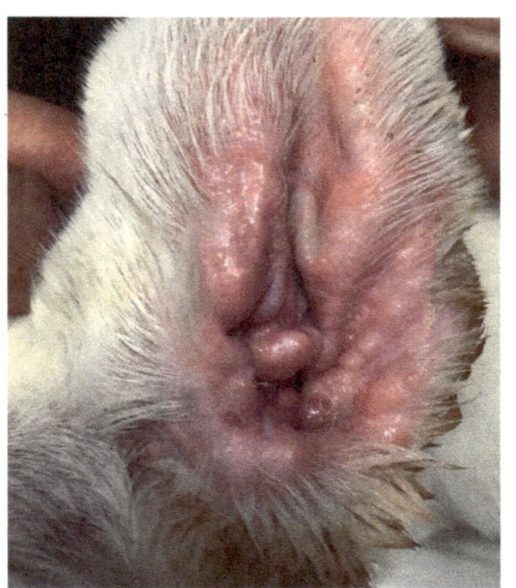

Eritema (atopia)

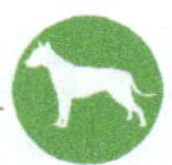

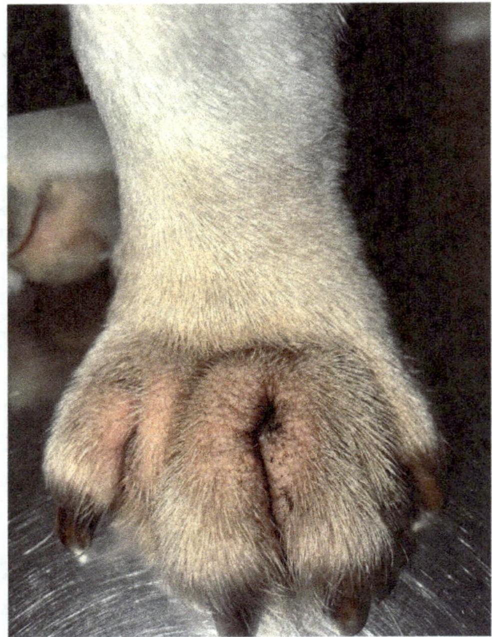

Pododermatitis con prurito podal dorsal, eritema interdigital, característico cuadro clínico de atopia en este paciente de especie canina, raza bulldog francés, cuadro clínico típico de atopia y *Malassezia*.

Eritema (atopia)

Observamos aquí este paciente canino con prurito facial periocular, con eritema periocular, pero también me gustaría destacar la presencia de pus a nivel de la zona del párpado, en contacto del párpado de la mucosa del ojo con la piel; es una imagen característica de una pioderma mucocutánea secundaria a una atopia.

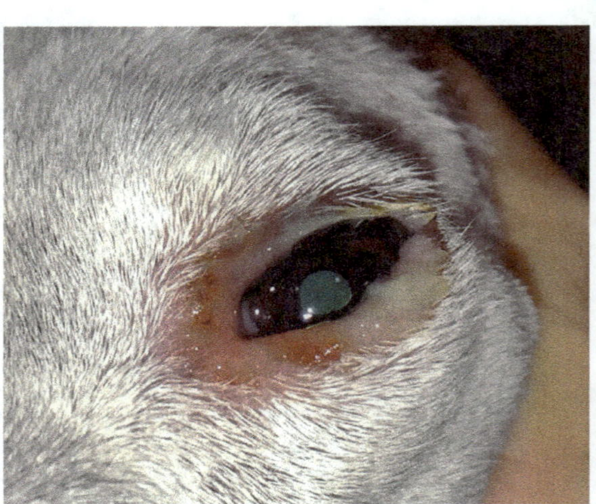

Eritema (atopia)

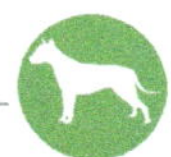

Paciente canino, con mucho prurito periocular, facial. También observamos la presencia de una descamación amarillenta típica de *Malassezia*. Eritema periocular, prurito facial característico de atopia.

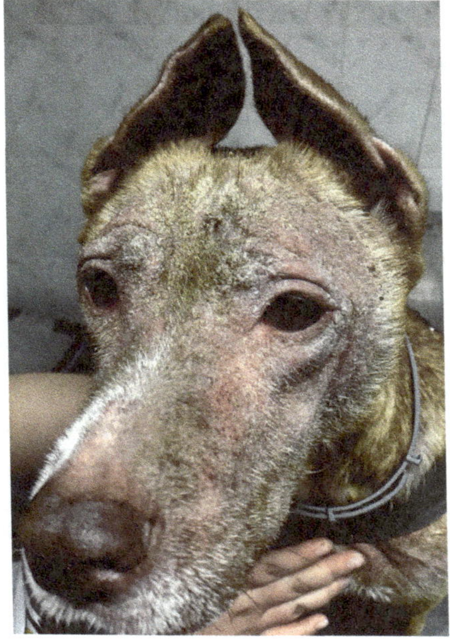

Eritema (atopia)

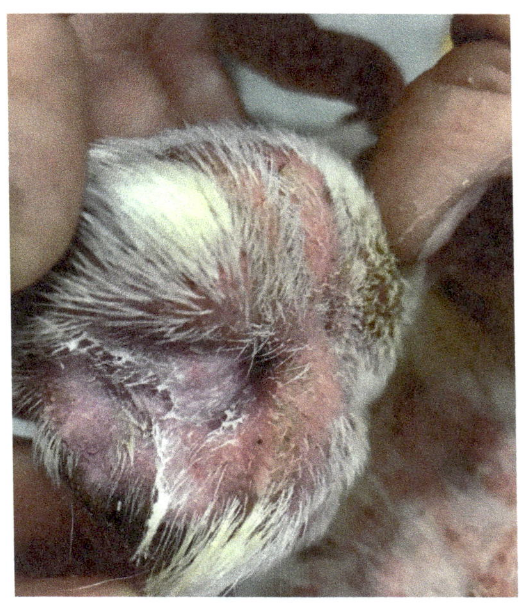

Eritema (biofilm)

Observamos la presencia de eritema y, a su vez, de esta pasta blanquecina que parece un poco mayonesa y es característica tanto de bacterias como de levaduras que instauran, realizan, sintetizan un film que se llama biofilm. Este biofilm evita que actúen los antibióticos o los antifúngicos y cuesta mucho más de curar la infección. Cuadro clínico, pododermatitis con eritema, prurito podal dorsal, de atopia, con biofilm.

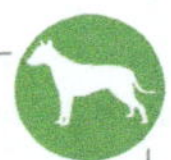

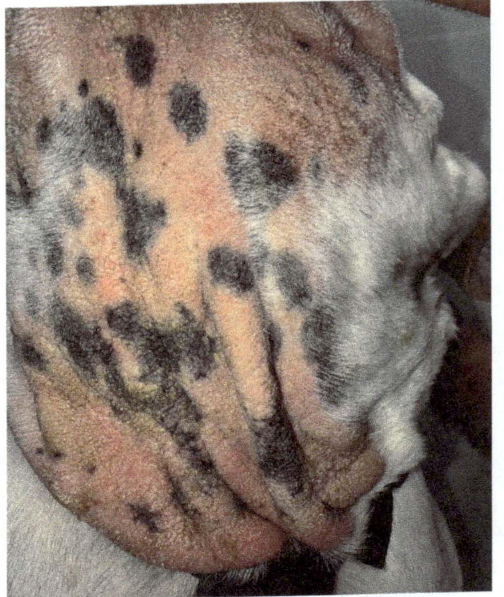

Bulldog inglés, característico paciente canino con dermatitis seborreica por atopia y una hiperpigmentación y una liquenificación por la cronicidad y, a su vez, la presencia de una *Malassezia* secundaria que conlleva esta dermatitis seborreica, pero de etiología atopia.

Eritema (dermatitis seborreica)

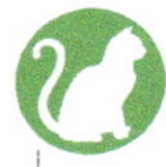

Característico cuadro clínico periocular, facial, prurito facial, típico felino, especie felina, un siamés, con prurito facial, eritema periocular, perilabial. Es un cuadro clínico característico de hipersensibilidad ambiental en el gato.

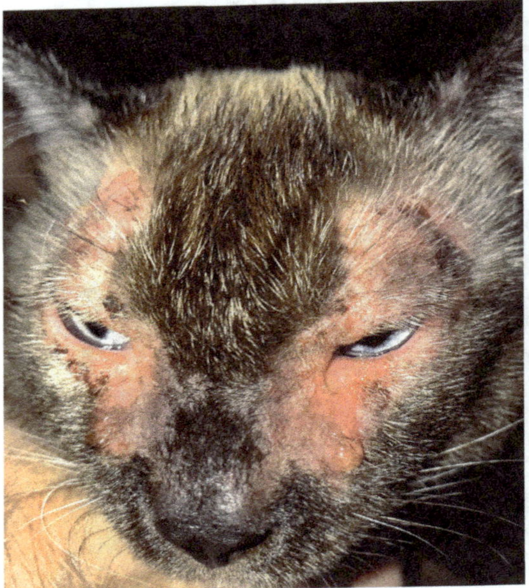

Eritema (hipersensibilidad ambiental)

 Casos clínicos dermatológicos basados en lesiones cutáneas | Carlos Vich Cordón

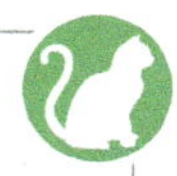

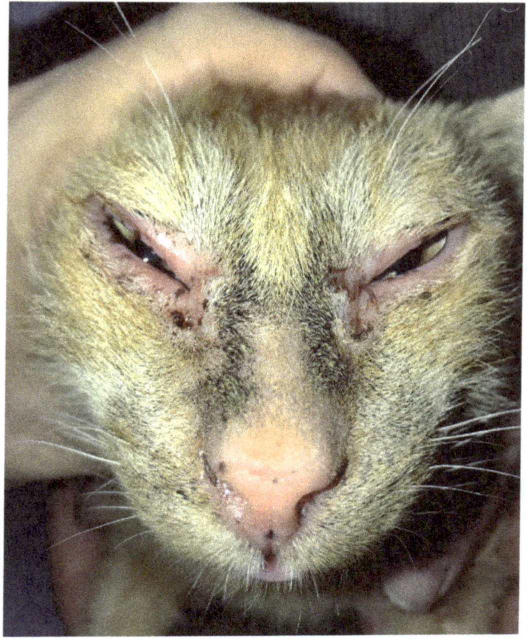

De nuevo, otro gato con prurito facial, observamos, periocular, que llega incluso a afectar el puente nasal con la presencia de esta descamación negruzca secundaria. Eritema periocular por una hipersensibilidad ambiental.

Eritema (hipersensibilidad ambiental)

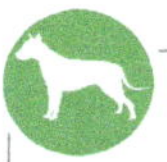

Cuadro clínico característico, bastante exagerado, de eritema difuso en tercio posterior, típico en este paciente de especie canina, raza pastor alemán, con DAPP (dermatitis dermatitis alérgica a la picada de pulga).

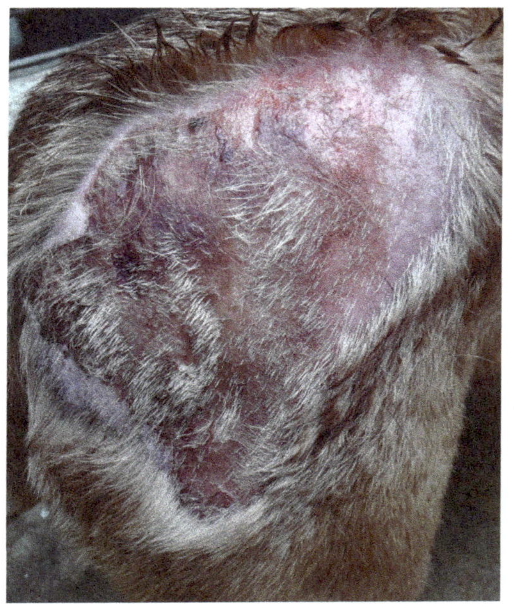

Eritema (hot-spot)

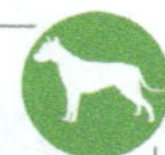

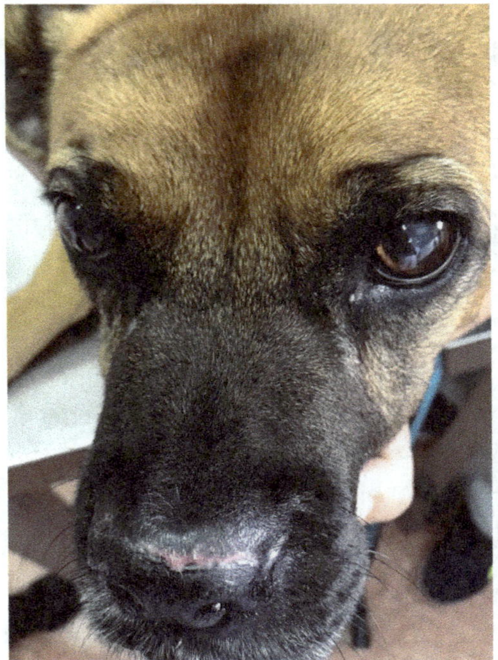

Muy importante, la presencia de esta zona con eritema en la unión de la trufa y el puente nasal. Observamos que es una línea eritematosa transversal, lo que llamamos banda lupoide. Es un paciente canino, un bóxer, con lupus eritematoso cutáneo.

Eritema (lupus eritematoso cutáneo)

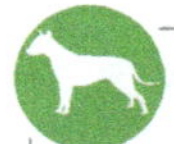

Paciente con eritema facial rostral totalmente bilateral, característico de *Malassezia*. Paciente canino de raza dogo argentino.

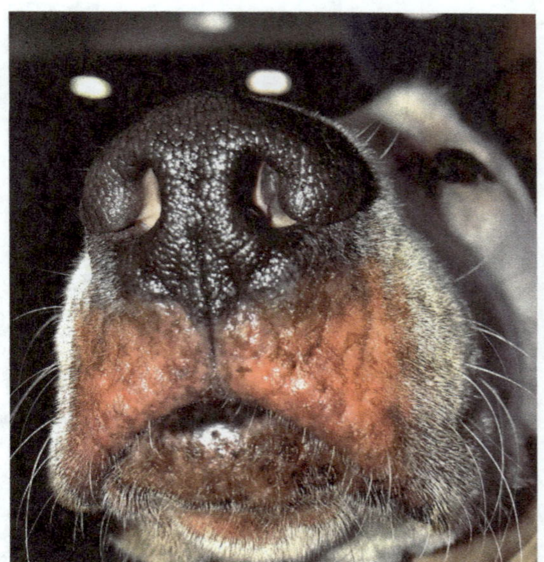

Eritema (Malassezia)

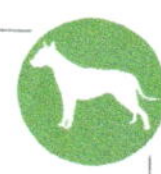

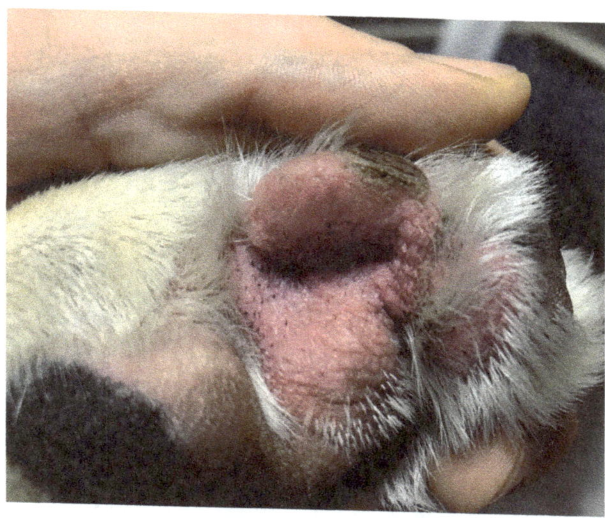

Eritema
(Malassezia)

Paciente canino de raza bulldog inglés, con la presencia de pododermatitis. Observamos el eritema interdigital, en este caso ventral, porque el paciente va a pasear por campos de césped, que perpetúan la humedad y producen reacciones por contacto al césped, que es una gramínea, y en este caso hay también *Malassezia* secundaria.

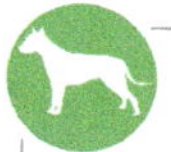

Cuadro clínico característico de *Malassezia* perilabial en un yorkshire terrier, y ventral en la zona del mentón, típico caso de atopia con *Malassezia* secundaria en esta raza.

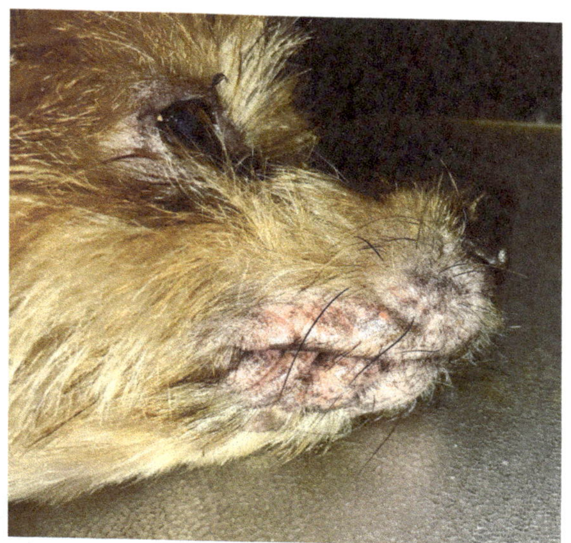

Eritema (Malassezia)

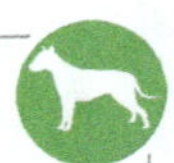

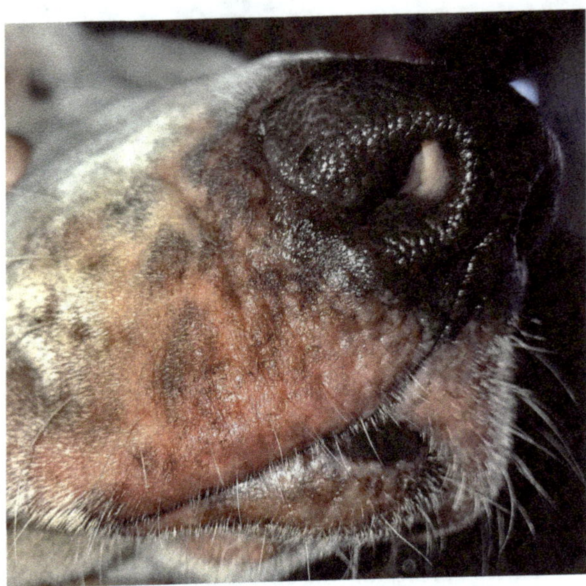

*Eritema
(Malassezia)*

De nuevo, otro caso de *Malassezia*. En este caso un pointer, especie canina, con prurito facial, eritema perilabial, donde haremos una citología por hisopo, por la técnica que llamo del bote de Nutella, cogiendo el hisopo y haciendo una buena toma de muestras.

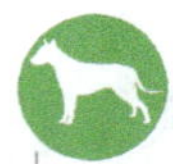

Fijémonos, eritema circular es una lesión circular eritematosa, paciente canino raza bulldog inglés. Parece perfectamente un collarete epidérmico, con lo cual una infección bacteriana, pero no, en este caso es un *ringworm*, es una lesión por *Dermatophytes*.

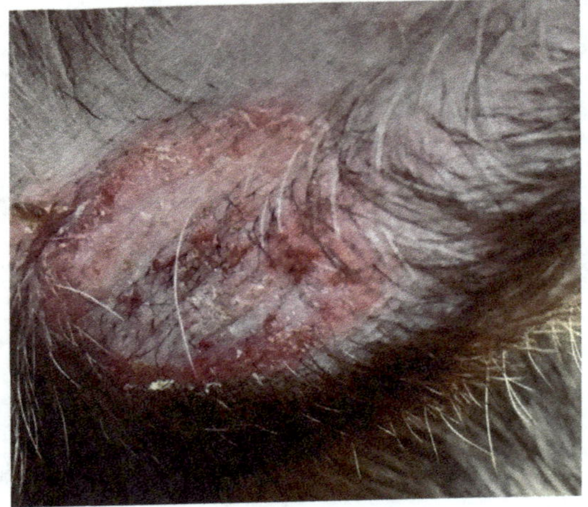

Eritema (alergia por contacto)

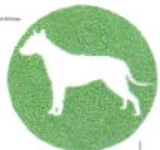

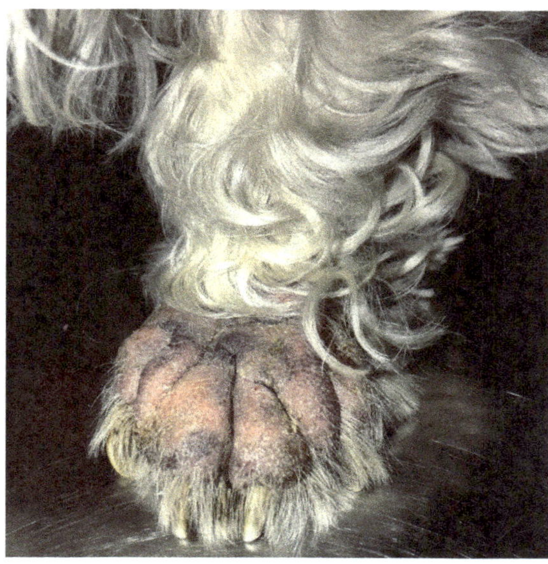

*Eritema
(atopia)*

Paciente canino raza West Highland White Terrier, pododermatitis cuatri-podal, prurito podal dorsal, alopecia y eritema, descamación amarillenta. Rápido, citología, hisopo, *Malassezia*, causa: atopia.

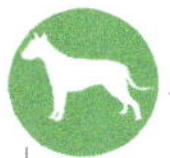

Paciente canino, raza maltés, con presencia en ambos ojos de eritema periocular. Bilateral, esta bilateralidad indica que seguramente sea una enfermedad sistémica, Y una enfermedad sistémica que produzca prurito periocular bilateral en un paciente joven: atopia.

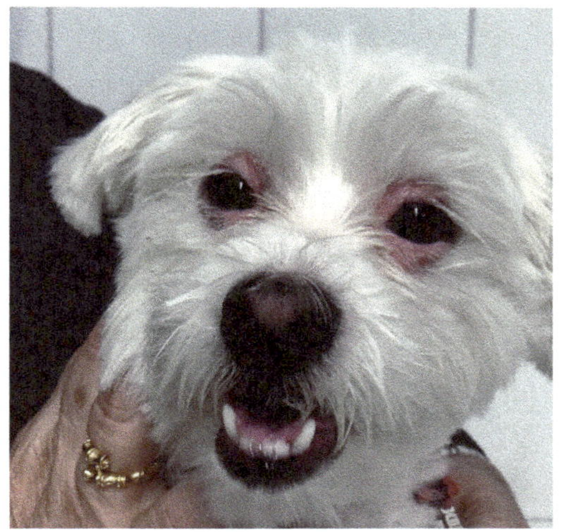

Eritema (atopia)

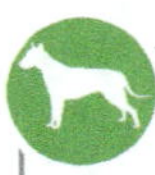

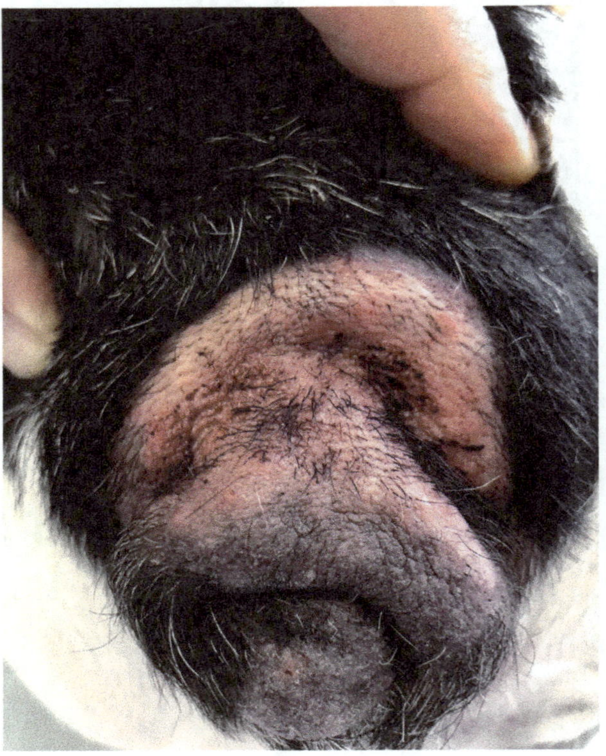

Eritema (intertrigo caudal)

Paciente canino de raza bulldog francés, muy frecuentemente presentan lesiones en la zona de la cola, por la presencia de pliegues cutáneos igual que se observa en el bulldog inglés, presentación clínica denominada intertrigo caudal. Hemos de hacer citología siempre, porque aun siendo definida como una infección bacteriana, también muchas veces hay sobrecrecimiento de *Malassezia*.

[**Clase práctica**]

ERITEMA

https://amazingbooks.es/caso-clinico-vich-3

Definición

Una placa se define como una lesión primaria con relieve, mayor de 1 cm de diámetro. En muchas ocasiones, la placa se origina a través de la conjunción de varias pápulas. Así pues, en muchas ocasiones tendremos las mismas etiologías que en las pápulas.

Causas

La etiología habitual de las placas suelen ser dermatosis inflamatorias, en muchas ocasiones alergias, infecciones, y luego hay particularidades de ciertas dermatosis que pueden cursar la presencia de placas, como, por ejemplo: calcinosis cutis, ciertas neoplasias; y en el gato, tenemos la particularidad de las denominadas placas eosinofílicas, que son debidas a un componente alérgico, pero que se manifiesta a modo de placas, y que si hacemos citología, observamos una marea de eosinófilos.

Tratamiento

El tratamiento de las placas dependerá de su etiología. Por ejemplo, en el caso del gato con placas eosinofílicas tenemos que abordar la causa de esta hipersensibilidad ambiental, que es la mayoría de veces la causa de las eosinofílicas, pero también hay casos concretos, no muy frecuentes, que son debido a alergias alimentarias. Por otra parte, si son placas debido a calcinosis cutis, obviamente controlar su causa, normalmente Cushing. Y si es por una infección, una pioderma crónica, que ha habido por evolución del cuadro clínico la fusión de varias pápulas formando placas, tratando esta pioderma, la placa desaparece. Otra opción también de placa sería la presencia de una alergia por contacto. Evidentemente, si es, por ejemplo, al collar, quitamos collar; si es al comedero, que sobre todo sabemos que la causa más habitual de alergia por contacto a comederos y bebederos son el plástico, sobre todo, de color rojo, por lo que se recomiendan de vidrio transparente.

Prevalencia

No hay una prevalencia descrita ni en razas concretas ni en las especies canina o felina en la presencia de placas, aunque las eosinofílicas son preferentemente características en la especie felina.

Casos prácticos

Para los casos prácticos, en este libro se han incluido vídeos didácticos donde se explica de forma sencilla cada uno de los conceptos referidos a las lesiones primarias. De una forma sencilla, haciendo la lectura del QR con un smartphone o tablet, se puede acceder al vídeo explicativo que complementa a la lectura de cada capítulo.

Observamos este paciente canino, de raza bodeguero, con la presencia de esta placa, esta lesión en relieve, circular, que a todas luces podíamos pensar que fuera un collarete epidérmico, aunque la citología reveló la presencia de hifas, con lo que es un querion por *Dermatophytes*.

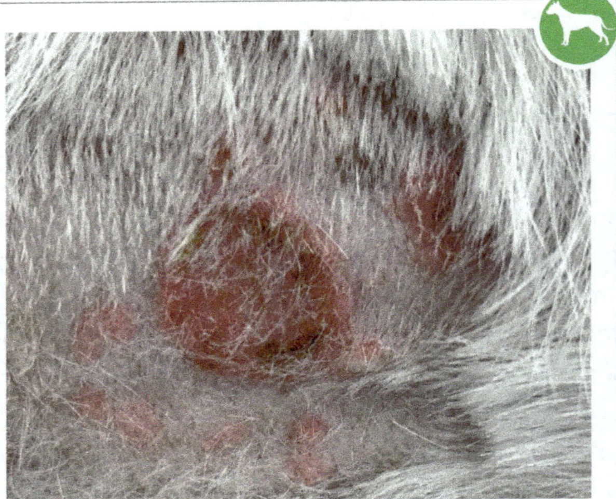

Placa (querion)

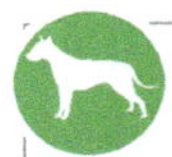

Observamos estas placas en este paciente canino, se ve perfectamente que tienen volumen, mayor de 1 cm de diámetro, y que son duras. Hice citología y observé material mineral amorfo, con lo cual es un caso de calcinosis cutis.

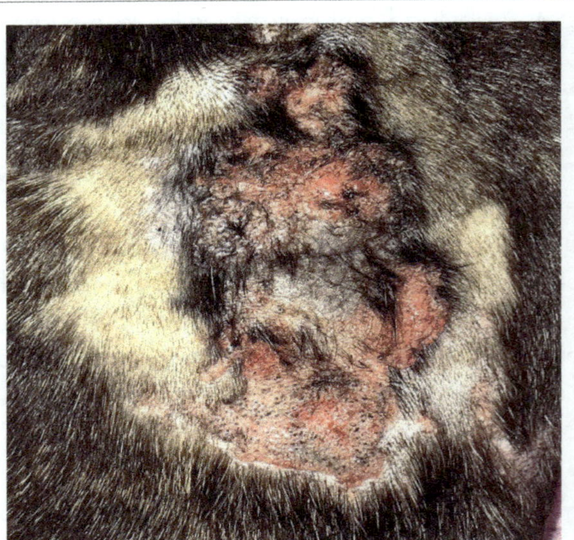

Placas (calcinosis cutis)

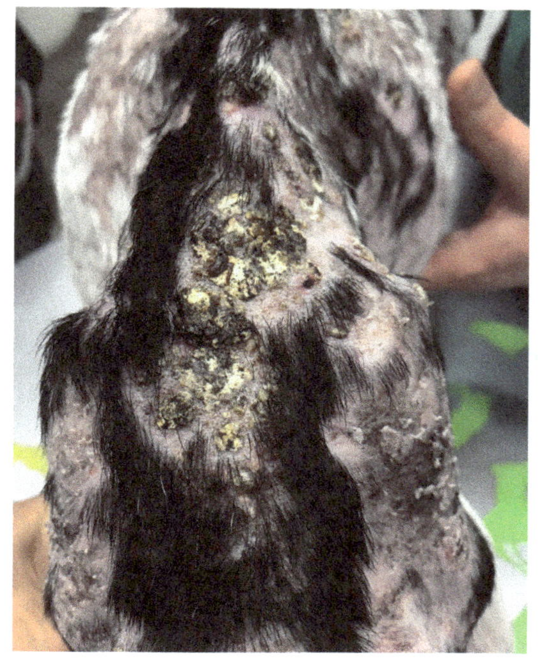

Otro caso de calcinosis cutis en este paciente canino, con un síndrome de Cushing muy avanzado.

Placas (calcinosis cutis)

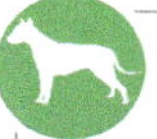

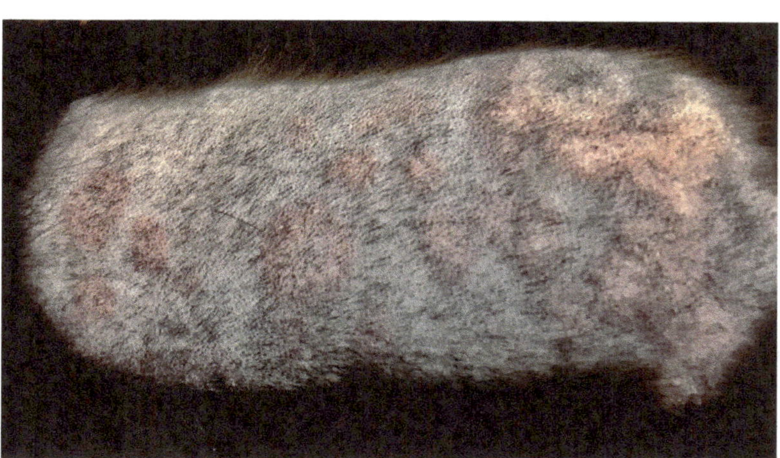

Placas (calcinosis cutis)

Otro caso de calcinosis cutis en este paciente canino, de raza labrador, con un síndrome de Cushing muy avanzado, con la presencia de numerosas placas a nivel dorsal.

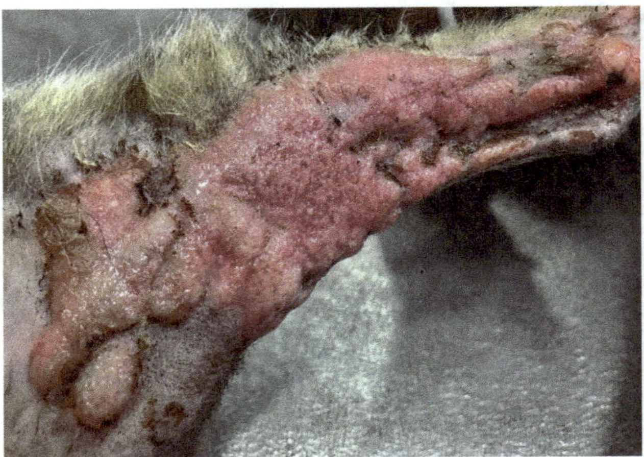

Placas (placas eosinofílicas)

Observad este paciente felino con la presencia de placas de diferentes tamaños en la cara caudal de la extremidad posterior. Tipo de lesiones y topografía característica de granuloma lineal confirmado por citología copan la presencia de una citología inflamatoria compuesta por una marea de eosinófilos, corroborando la sospecha de una etiología alérgica.

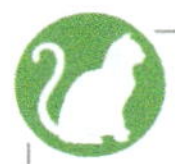

Paciente felino raza sphynx, con la presencia de placas eosinofílicas. Junto con persa, siamés…, tienen una predisposición especial para presentar hipersensibilidad ambiental con la presentación clíníca de lesiones del complejo granuloma eosinofílico.

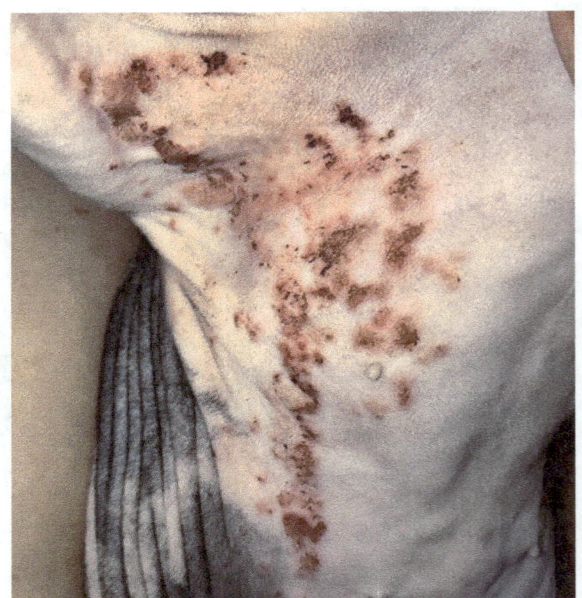

Placas (placas eosinofílicas)

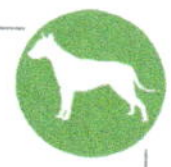

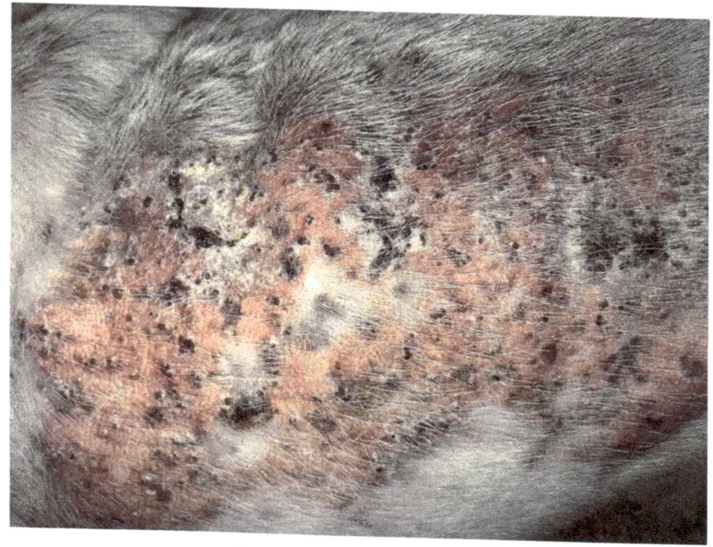

Placas (calcinosis cutis)

Presencia de placas en este paciente canino, placas que a la palpación son muy duras y debidas a depósitos de calcio, calcinosis cutis, por síndrome de Cushing.

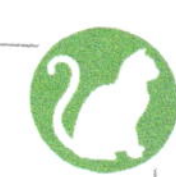

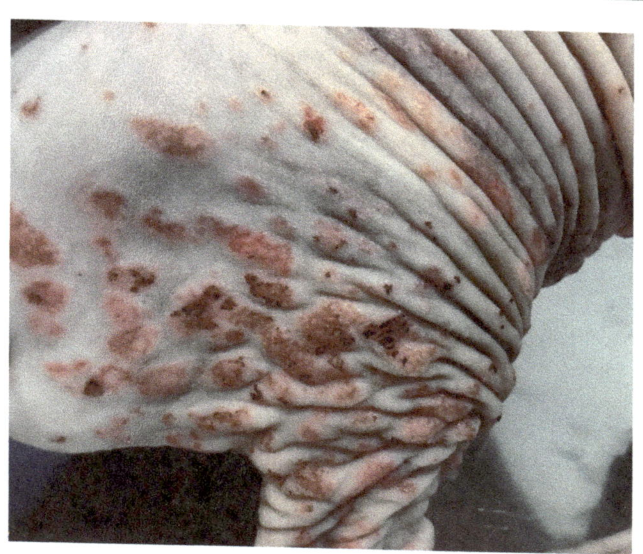

Fijémonos en este paciente felino de raza sphynx con la presencia de enormes placas eosinofílicas, algunas ulceradas, porque por el prurito, el paciente se autolesiona y se produce erosiones y ulceraciones traumáticas, por autotraumatismo.

Placas (placas eosinofílicas)

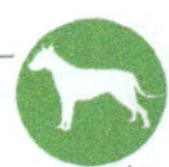

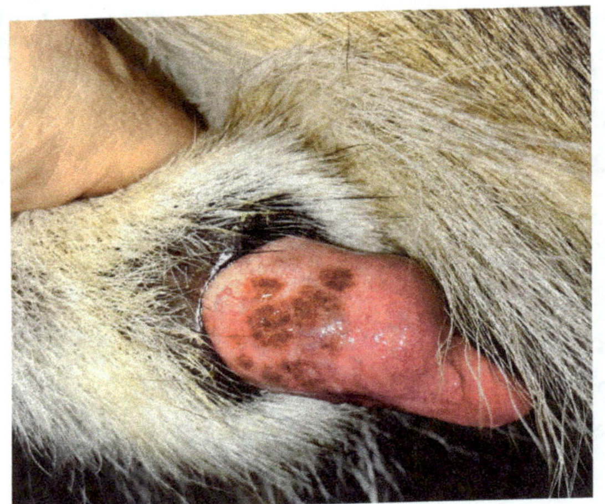

Observamos en este paciente canino, raza pastor alemán, con priapismo constante, con deseo sexual exagerado, presencia en la mucosa del prepucio y del glande con placas púrpuras por la lesión traumática de la mucosa.

Placas púrpuras

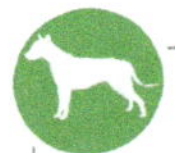

Paciente canino de raza golden retriever con presencia de placas seborreicas y *follicular casts* por un defecto de queratinización por déficit de vitamina A.

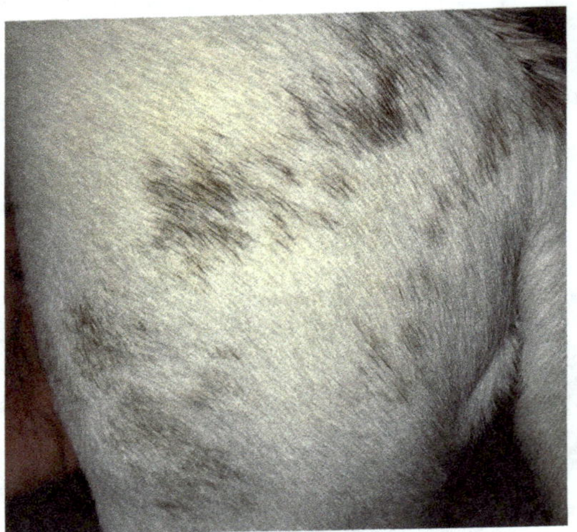

Placas seborreicas (déficit de vitamina A)

[Clase práctica]

PLACA

https://amazingbooks.es/caso-clinico-vich-4

Casos clínicos dermatológicos basados en lesiones cutáneas | Carlos Vich Cordón

1.6 PÚSTULA

Definición

La pústula es un oasis en el desierto. Cuando uno ve una pústula sabe que tiene el diagnóstico delante. La pústula es una lesión primaria fundamental, espectacular, caracterizada por tener relieve y contenido en su interior, en la mayoría de veces contenido purulento, con lo cual, cuando veamos pústulas serán pústulas con pus en la mayoría de casos, con infección bacteriana. Existen dos tipos de pústulas dependiendo de la topografía, y existen varios tipos de pústulas dependiendo de la etiología.

Según la topografía, tenemos pústulas, al igual que en las pápulas, de dos tipos, foliculares e interfoliculares. Las foliculares sabemos que un pelo emerge de en medio de la pústula. La mayoría de estas pústulas foliculares son debidas a una foliculitis bacteriana, pero a su vez también pueden ser debidas a demodicosis y dermatofitosis. Las interfoliculares las observaremos en patologías que no dependan directamente del folículo piloso, como pueden ser alergias por contacto o pénfigo foliáceo, que es una enfermedad que produce pústulas y costras en la gran mayoría de casos tanto en el perro como en el gato y caballo.

¿Qué tipo de pústulas podemos tener dependiendo del contenido y de la etiología? Tenemos pústulas estériles, típicas de pénfigo foliáceo, con la presencia de neutrófilos y acantocitos; pústulas sépticas, la más frecuente, con la presencia de neutrófilos y bacterias, normalmente cocos, fagocitados; pústula eosinofílica, como su nombre indica, estará repleta de eosinófilos y es característica en dermatosis alérgicas y dermatosis parasitarias; pústula linfocitaria, evidentemente, como su nombre indica, cuando hagamos la citología observaremos muchos linfocitos, y es característica y diagnóstica de linfoma cutáneo. Y luego tenemos dos tipos de pústulas menos frecuentes pero que indican en muchas ocasiones la presencia de leishmaniosis, micobacterias, micosis profundas o sistémicas, y otras bacterias, como, por ejemplo, una nocardiosis, y son las pústulas piogranulomatosas y granulomatosas.

Causas

La causa más habitual de la pústula en general, sobre todo, en el perro, es pioderma, foliculitis bacteriana. Es la pústula por excelencia en el perro; en el gato es menos frecuente, ya que la pioderma es anecdótica. Así pues, las pústulas más habituales en el gato serán las estériles y eosinofílicas.

Tratamiento

El tratamiento va a ser siempre tratar la etiología de la pústula. Hay enfermedades, como, por ejemplo, el pénfigo, que por definición producen pústulas, con lo cual, tratando el pénfigo desaparecerán las pústulas. En una foliculitis bacteriana, dando un tratamiento para la pioderma, las pústulas sépticas van a desaparecer. Si es una pústula eosinofílica por una alergia por contacto, eliminando la causa, la pústula desaparece. Así pues, las pústulas desaparecen cuando tratamos su causa.

Prevalencia

Es mucho más frecuente observar pústulas en perro que en gato, porque la mayoría de ellas son sépticas y son frecuentes en pioderma, con lo cual, en el gato la pioderma es anecdótica, mientras que en el perro es altamente frecuente.

Casos prácticos

Para los casos prácticos, en este libro se han incluido vídeos didácticos donde se explica de forma sencilla cada uno de los conceptos referidos a las lesiones primarias. De una forma sencilla, haciendo la lectura del QR con un smartphone o tablet, se puede acceder al vídeo explicativo que complementa a la lectura de cada capítulo.

Observamos en este paciente canino esta pústula, la cual tiene dos aspectos fundamentales. Primero, que emerge un pelo de en medio de la pústula, con lo cual es una pústula folicular. Y dos, alrededor de la pústula tenemos un halo eritematoso. Tener una pústula folicular con halo eritematoso es muy característico de una foliculitis bacteriana con una hipersensibilidad bacteriana, con lo cual, el paciente tiene una atopia, una foliculitis bacteriana y una hipersensibilidad bacteriana, tres causas de prurito, así pues el paciente va a tener un prurito severo por la suma de varios estímulos pruriginosos.

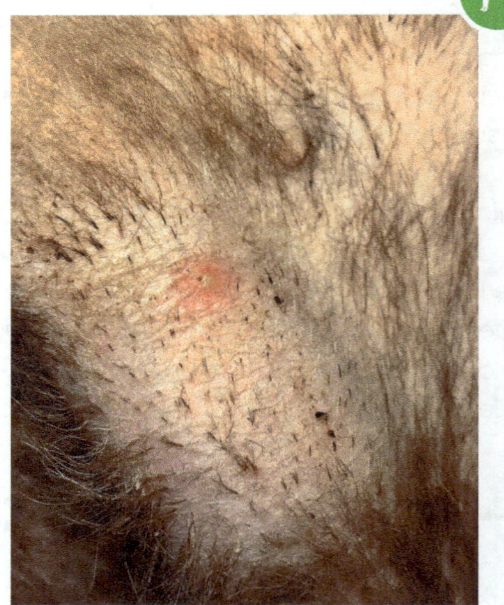

Pústula folicular (foliculitis bacteriana)

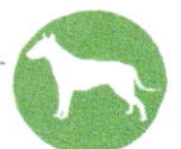

En este paciente hemos realizado un círculo verde en la imagen, de nuevo un paciente canino con pústula folicular, emerge un pelo de en medio de la pústula. Hemos de pensar en estas tres: bacteriana, demodex, *Dermatophytes*.

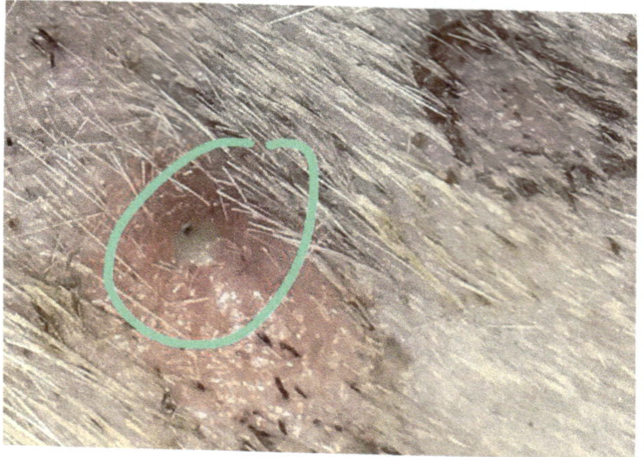

Pústula folicular (demodicosis)

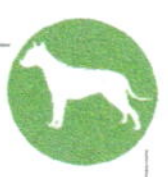

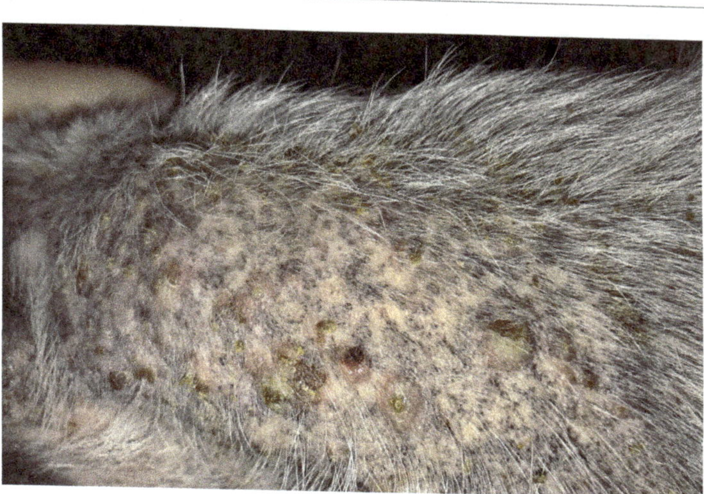

Pústulas no foliculares (pénfigo foliáceo)

Observamos en este paciente canino la presencia de pústulas de grandes dimensiones, diferentes pústulas de diferente tamaño. Este tipo de pústula que en este caso son pústulas no foliculares, porque no emergen pelos de en medio de la pústula. Es fundamental, como en todas, realizar citología. Este tipo de pústula, aparte de una trayectoria previa de tratamiento con antibiótico que no respondían, es característico de pénfigo foliáceo, con lo cual en la citología veremos un tipo de pústula que es una pústula estéril, con neutrófilos y acantocitos.

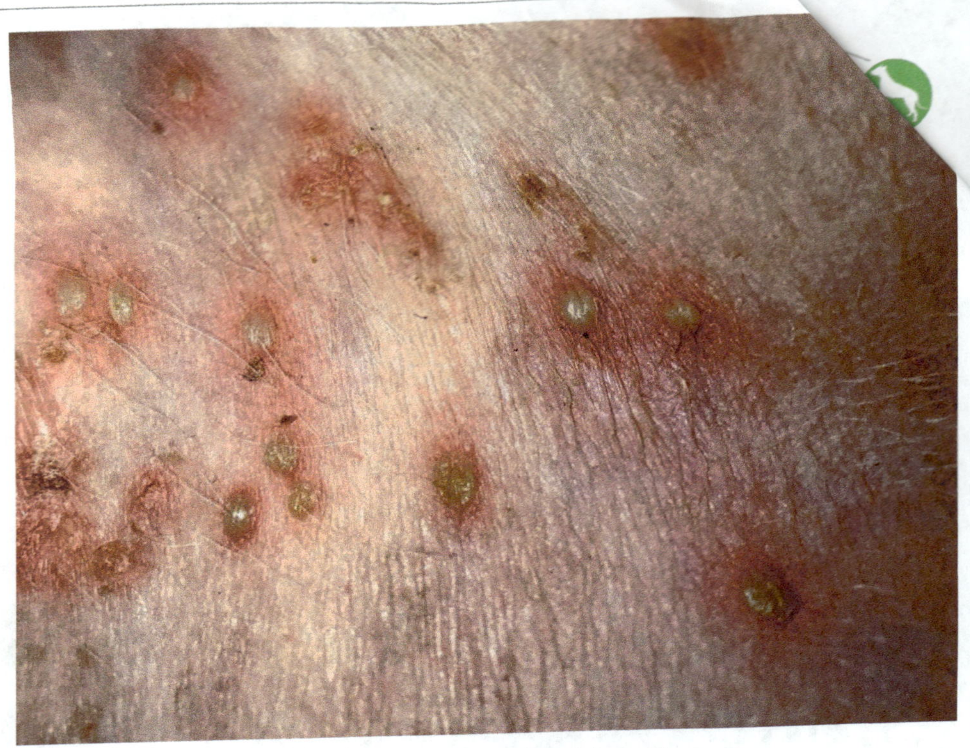

Pústulas estériles (pénfigo foliáceo)

Paciente canino, es un caso de pénfigo foliáceo. Estas pústulas que parecen huevos fritos. Hemos de pinchar la yema del huevo frito, obtener la yema y hacer una citología de la misma. Diagnóstico pénfigo foliáceo, pústula estéril.

[*Clase práctica*]

PÚSTULA

https://amazingbooks.es/caso-clinico-vich-5

1.7 VESÍCULA Y BULLA

Definición

Una vesícula es una lesión primaria caracterizada por el acúmulo de líquido seroso intercelular, es una lesión con relieve de hasta 1 cm de diámetro, mientras que la bulla es la misma lesión que una vesícula pero mayor de 1 cm de diámetro. Tanto la vesícula como la bulla son lesiones primarias, caracterizadas por tener relieve debido a un edema intercelular de las capas de la epidermis y con contenido seroso.

La vesícula y la bulla

Ambas son lesiones primarias que únicamente se diferencian por el tamaño. Caracterizadas por un acúmulo de líquido seroso entre los espacios intercelulares de las células de la epidermis, que tienen una fecha de caducidad muy corta, duran minutos u horas.

Causas

Las causas habituales suelen ser reacciones muy potentes del sistema inmunitario. Se suelen observar, aunque son muy difíciles de ver, porque en seguida revientan y desaparecen, en reacciones autoinmunes, reacciones a fármaco y daños químicos y físicos, pero cuando sospechéis de que el paciente tiene una posible dermatosis vesículo-bullosa autoinmune, no os lo penséis ni un minuto: biopsia.

Tratamiento

El tratamiento en una causa física o química como, por ejemplo, que a alguien se le haya vertido un ácido en la piel, evidentemente tratamiento toxicológico y de cuidados intensivos. Como causa física, si es por ejemplo la presencia de vesículas o bullas por aceite caliente o por contacto directo con, por ejemplo, el tubo de escape de una moto, tratamiento como toda quemadura procede. En el caso de reacciones a fármaco, obviamente, quitar el fármaco que causa la reacción, y si es un autoinmune, definir cuál es y su tratamiento inmunosupresor.

Prevalencia

No existe una prevalencia ni en perro ni en gato, ya que depende directamente del estado patológico de cada paciente y de cómo su sistema inmunitario reaccione, como se ha comentado anteriormente, a los diferentes síntomas o tratamientos.

Casos prácticos

Para los casos prácticos, en este libro se han incluido vídeos didácticos donde se explica de forma sencilla cada uno de los conceptos referidos a las lesiones primarias. De una forma sencilla, haciendo la lectura del QR con un smartphone o tablet, se puede acceder al vídeo explicativo que complementa a la lectura de cada capítulo.

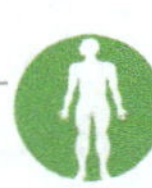

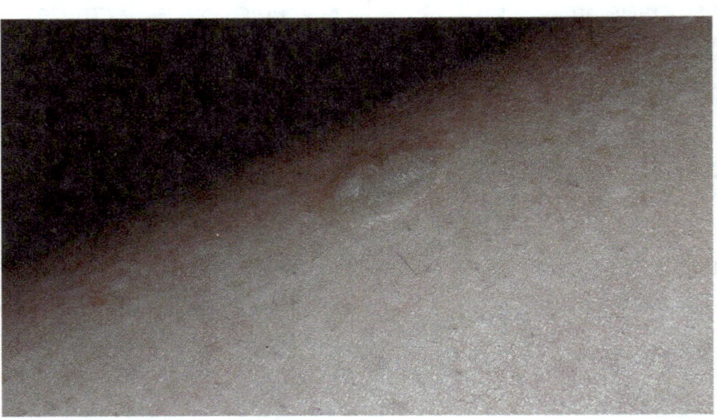

Lesión vesícula-bullosa en humana

Paciente humano que fue abrasado por aceite hirviendo y se le produjo una vesícula.

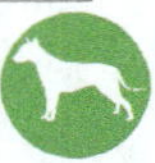

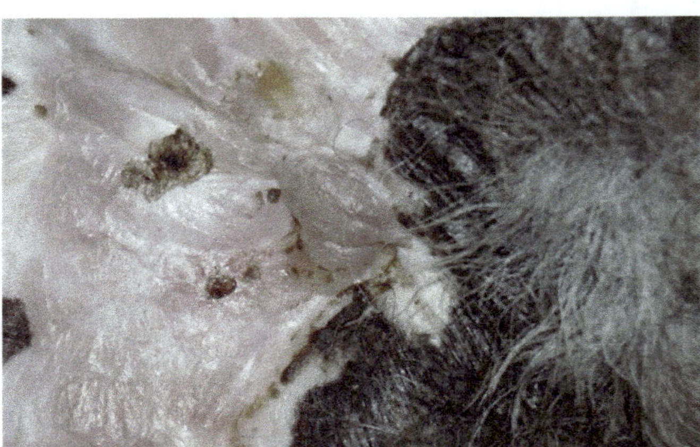

Vesícula-bulla

Observemos este paciente canino de raza fox terrier con presencia de bulla (izquierda) y vesícula (derecha) por reacción a fármaco por un inyectable.

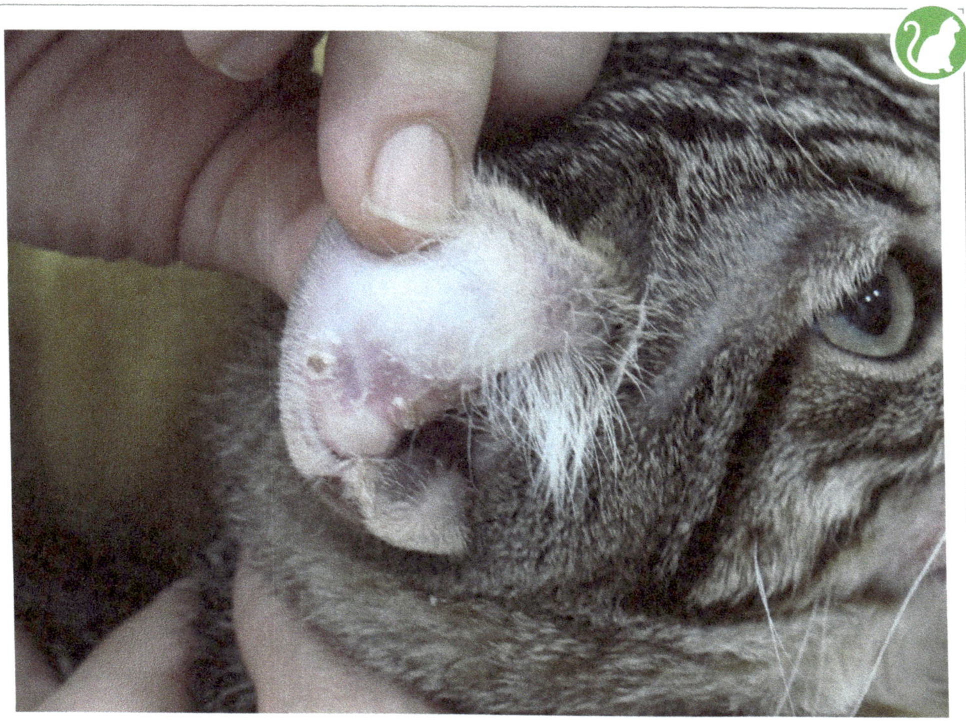

Vesícula en pabellón auricular

Observamos aquí este paciente felino de raza común europeo, con la presencia de una vesícula en el pabellón auricular, vesícula que va a durar muy pocos minutos u horas.

[Clase práctica]

VESÍCULA Y BULLA

https://amazingbooks.es/caso-clinico-vich-6

1.8 HABÓN

Definición

Un habón es una lesión primaria caracterizada de tener relieve; es debido a un edema intercelular de las células de la epidermis por una reacción de hipersensibilidad tipo 1. Es muy característica como lesión en casos de urticaria y como reacciones positivas al *skin-test*.

Causas

Son fenómenos de hipersensibilidad inmediata tipo 1. Entra en contacto el alérgeno y hace degranular al mastocito, liberación de histamina y de aminas vasoactivas, con lo cual, vasodilatación, edema intercelular; es una reacción, un tipo de lesión inmediata.

Tratamiento

En el caso de la urticaria, como es una reacción inmediata, tenemos que revertir esta reacción y lo podemos hacer solo con glucocorticoides, y en algunos casos con antihistamínicos.

Prevalencia

Se puede observar en ambas especies y en todas las razas, tanto caninas como felinas.

Casos prácticos

Para los casos prácticos, en este libro se han incluido vídeos didácticos donde se explica de forma sencilla cada uno de los conceptos referidos a las lesiones primarias. De una forma sencilla, haciendo la lectura del QR con un smartphone o tablet, se puede acceder al vídeo explicativo que complementa a la lectura de cada capítulo.

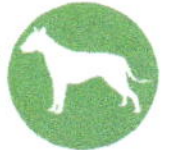

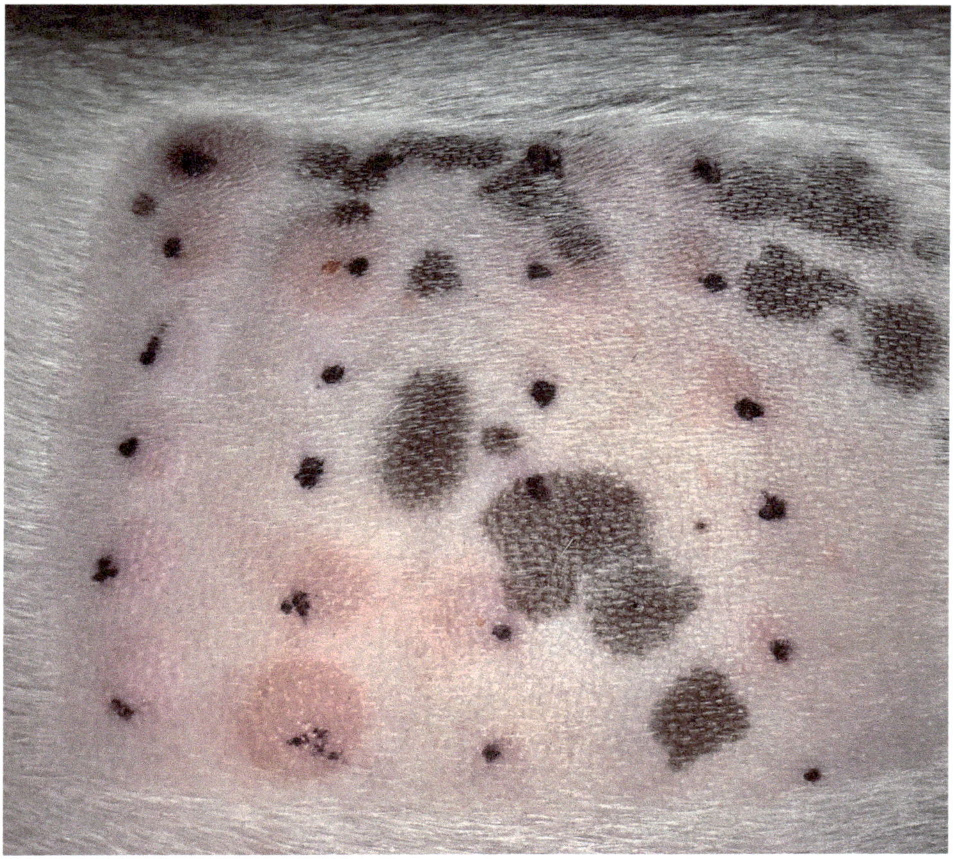

Habones (skin-test)

Observamos este paciente canino, al que le realicé el test intradérmico, el *skin-test*, y como reacción positiva a los alérgenos, la reacción siempre es habón o eritema. Observamos habones como reacción positiva. Una vez hemos obtenido las reacciones positivas, los habones, haremos una serie de cálculos con respecto al control positivo y el control negativo y podremos determinar qué alérgenos son positivos para el paciente para instaurar una inmunoterapia específica habón o eritema.

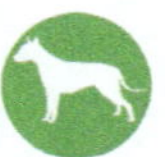

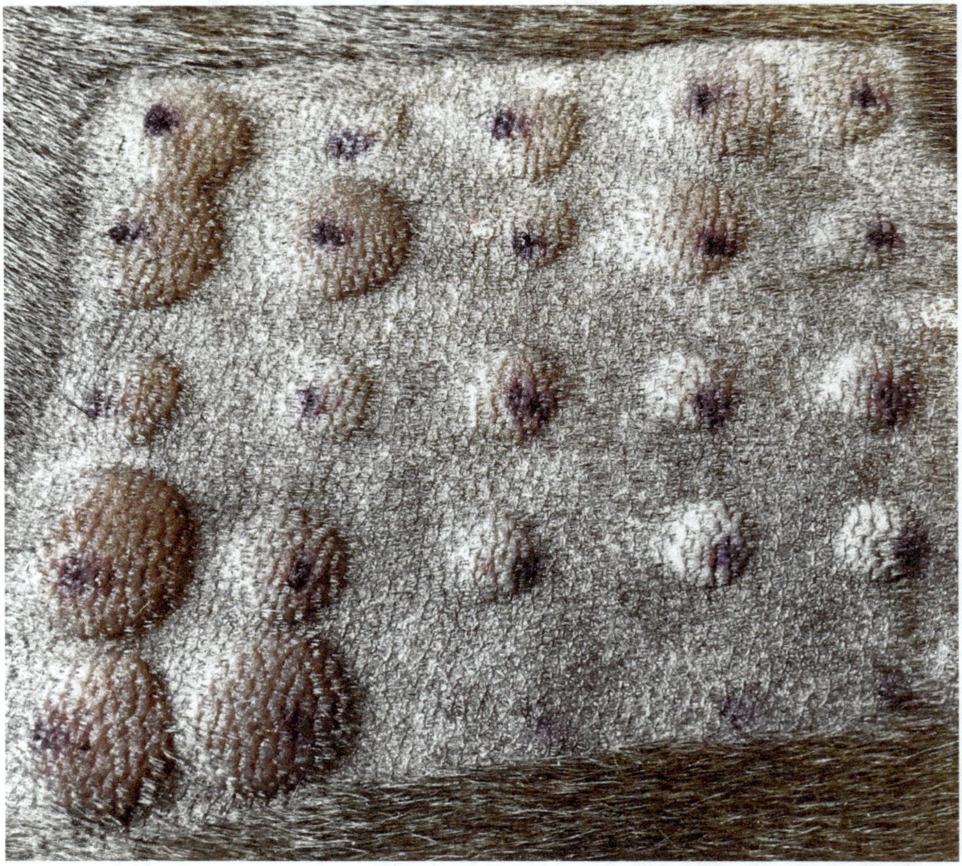

Habones (skin-test)

De nuevo, un *skin-test* muy espectacular. Habones de tamaño muy grande, incluso más grande que el de histamina, lo que significa que el paciente es hipersensible de una manera espectacular, que produce una reacción de hipersensibilidad a aquel alérgeno o aquellos alérgenos, a los cuales es alérgico, mucho más potente que la histamina, que es un mediador de la inflamación con una potencia enorme.

   Casos clínicos dermatológicos basados en lesiones cutáneas | Carlos Vich Cordón

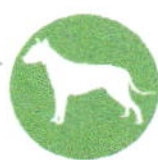

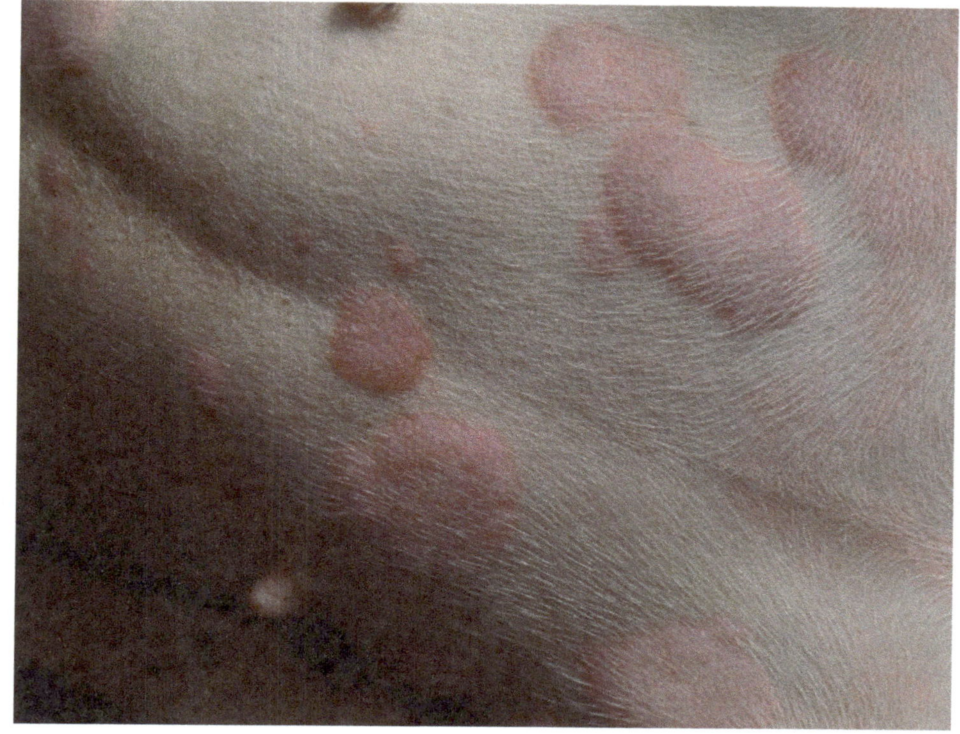

Habones

Por último, vemos este paciente canino de raza bulldog francés con grandes habones por la presencia de urticaria debido a una reacción irritativa por contacto, por una planta del parque donde va cada día a pasear.

[*Clase práctica*]

HABÓN

https://amazingbooks.es/caso-clinico-vich-7

1.9 NÓDULO

Definición

Un nódulo se define como una lesión primaria con relieve mayor de 1 cm de diámetro y puede tener diferentes etiologías. Vamos a enumerar los diferentes tipos de nódulos que podemos encontrar en nuestros pacientes: bacteriano, parasitario, fúngico, neoplásico, por cuerpo extraño, idiopático y estéril. Más adelante ahondaremos más en la definición de estos tipos de nódulos.

Tratamiento

Es fundamental la realización de una citología para poder identificar qué tipo de nódulo tenemos, así podemos evidenciar con mucha facilidad si tenemos uno por leishmaniosis, por infección bacteriana, por infección fúngica o por neoplasia. Dependerá de la etiología del nódulo, el tratamiento etiológico correcto.

Prevalencia

Dependiendo del tipo de nódulo, lo vamos a poder observar con más facilidad en el perro que en el gato. Por ejemplo, los nódulos bacterianos son más frecuentes en perro que en gato, también los nódulos por leishmaniosis. Los nódulos por micosis profundas o sistémicas son más frecuentes en gato que en perro, dependerá de la etiología del nódulo, la frecuencia o la presencia en una especie u otra. Especialmente, el persa es una raza de gato que presenta dermatocitosis con facilidad, *Dermatophytes*, y dentro de la presentación clínica de *Dermatophytes*, en muchas ocasiones, observamos pacientes persas con nódulos, incluso con una patología específica que se denomina pseudomicetoma micótico.

1.9.1 BACTERIANO

Definición

Van a ser bacterias que producen una fibrosis, una cápsula, una inflamación muy potente, suelen ser bacterias agresivas, aunque poco habituales: gram negativos, bacilos, bacterias tipo *Serratia*, tipo *Nocardia*, micobacteriosis, no suelen ser *Staphylococcus* ni *Streptococcus*.

1.9.2 PARASITARIO

Definición

Hay dermatosis parasitarias que cursan con dermatosis nodulares. La más frecuente y habitual, la leishmaniosis, que dentro de sus cuadros clínicos, uno de ellos muy habitual, es la presencia de una dermatosis nodular. Pero, por ejemplo, también podemos observar dermatosis nodular por filariosis.

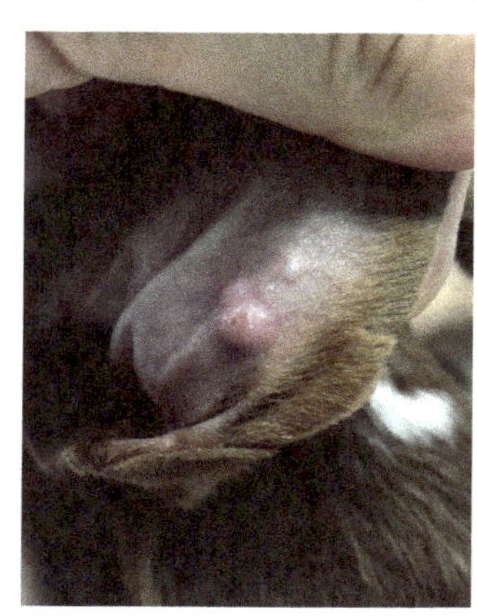
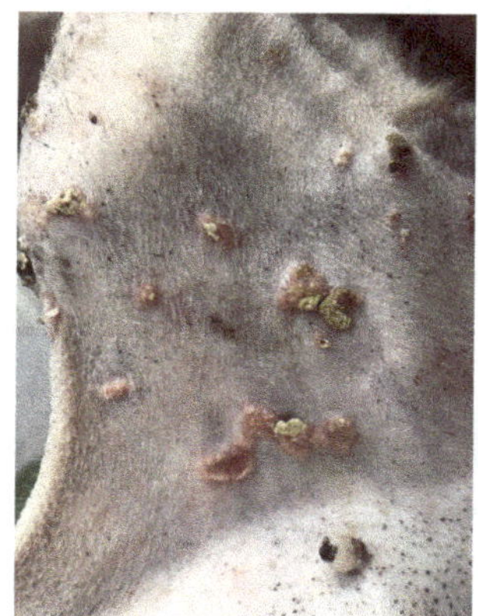
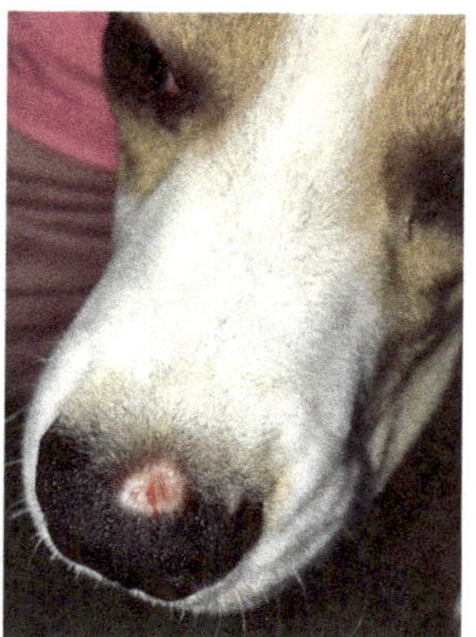

Nódulo (leishmaniosis)

1.9.3 FÚNGICO

Definición

Bastante frecuente, sobre todo, con la presencia de querion, que es un aislamiento de la infección fúngica por parte del organismo. Se forma una reacción encapsulada alrededor de las esporas de los *Dermatophytes* y clínicamente se observa como un nódulo, que es denominado querion. Por otra parte, también podemos tener nódulos fúngicos por micosis sistémicas, micosis subcutáneas, como, por ejemplo, histoplasmosis, criptococosis. Son enfermedades graves que muchas veces indican inmunosupresión.

1.9.4 NEOPLÁSICO

Definición

Un nódulo neoplásico puede ser benigno
o maligno. Son neoplasias que producen una
dermatosis nodular localizada o múltiple.

1.9.5 CUERPO EXTRAÑO

Definición

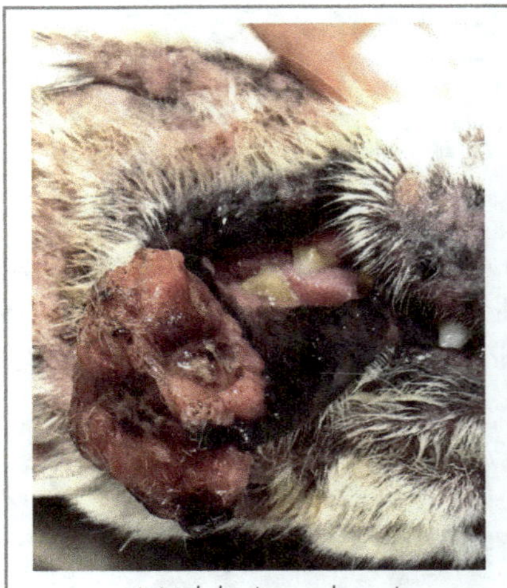

Nódulo (neoplasia)

Característico de espigas que se enquistan y acaban produciendo un nódulo
que, finalmente, producirá también un absceso y fistulización.

1.9.6 IDIOPÁTICO

Definición

Son granulomas, son nódulos de etiología poco conocida y responden normalmente a tratamientos antiinflamatorios.

1.9.7 ESTÉRIL

Definición

Es característico de una enfermedad que se denomina dermatofibrosis nodular
estéril. Es una enfermedad característica del perro, no se han observado casos en
gatos, y normalmente con contenido queratínico o sebáceo.

Casos prácticos

Para los casos prácticos, en este libro se han incluido vídeos didácticos donde se
explica de forma sencilla cada uno de los conceptos referidos a las lesiones primarias.
De una forma sencilla, haciendo la lectura del QR con un smartphone o tablet, se
puede acceder al vídeo explicativo que complementa a la lectura de cada capítulo.

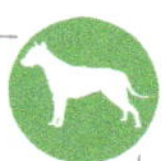

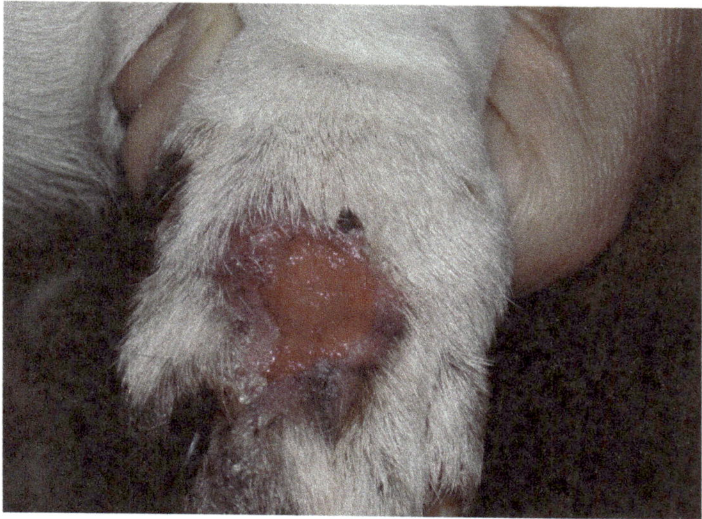

Nódulo

Aquí vemos este caso de un nódulo en este paciente canino bulldog francés, un nódulo ulcerado de origen bacteriano por una bacteria poco frecuente, muy histolesiva, *Serratia*.

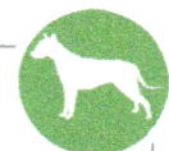

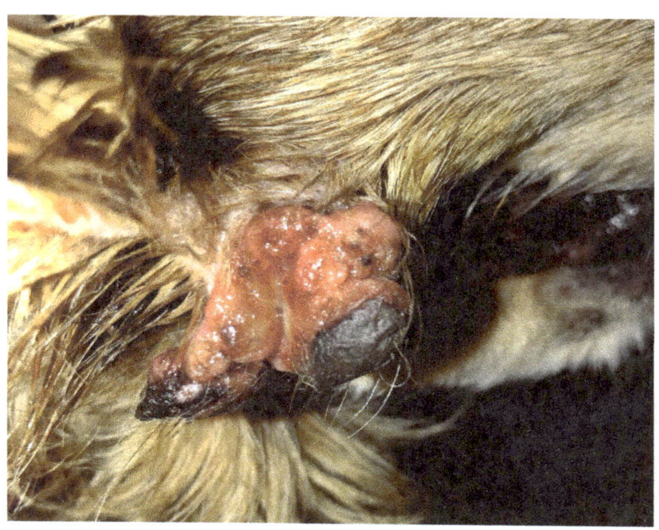

Observamos este nódulo ulcerado, en este caso en otro paciente canino cocker spaniel, con un carcinoma de células escamosas.

Carcinoma de células escamosas

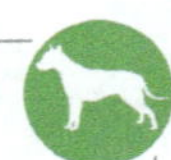

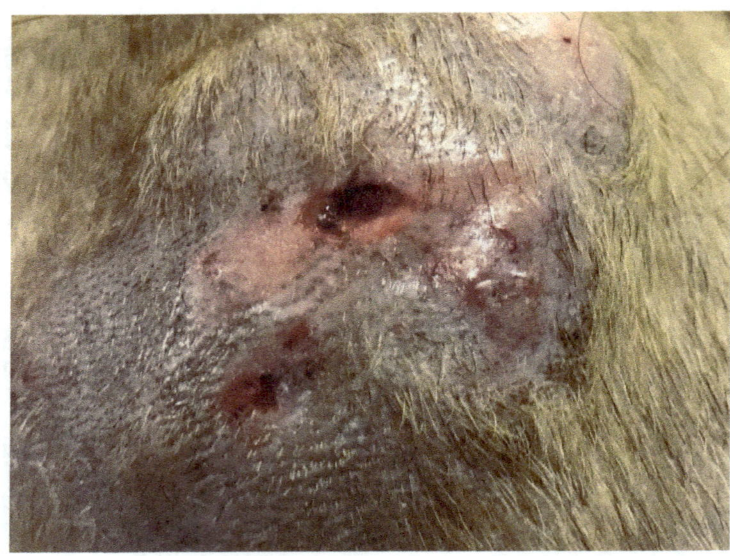

Nódulo (dermatofibrosis nodular estéril)

Observamos este paciente canino con toda la espalda, con toda la zona dorsal, con nódulos ulcerados, que no habían respondido a ningún tratamiento, y es un caso de dermatosis nodular, dermatofibrosis nodular estéril.

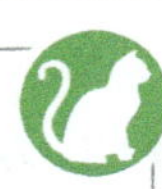

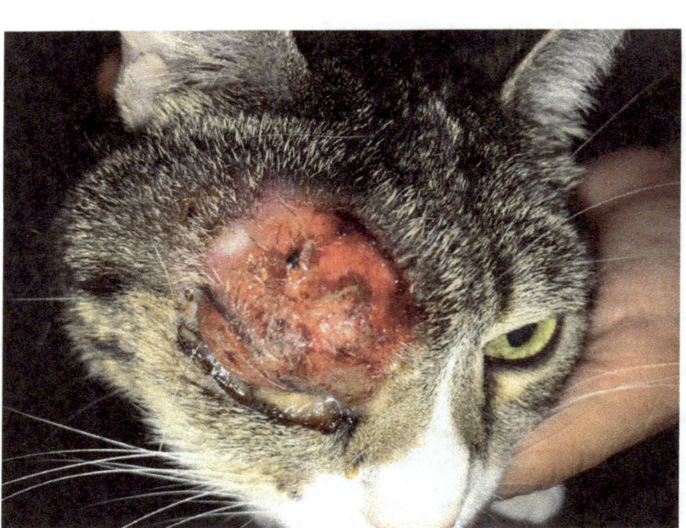

Paciente felino con una dermatosis nodular con un nódulo ulcerado facial debido a un fibrosarcoma.

Nódulo (fibrosarcoma)

 Casos clínicos dermatológicos basados en lesiones cutáneas | Carlos Vich Cordón

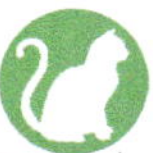

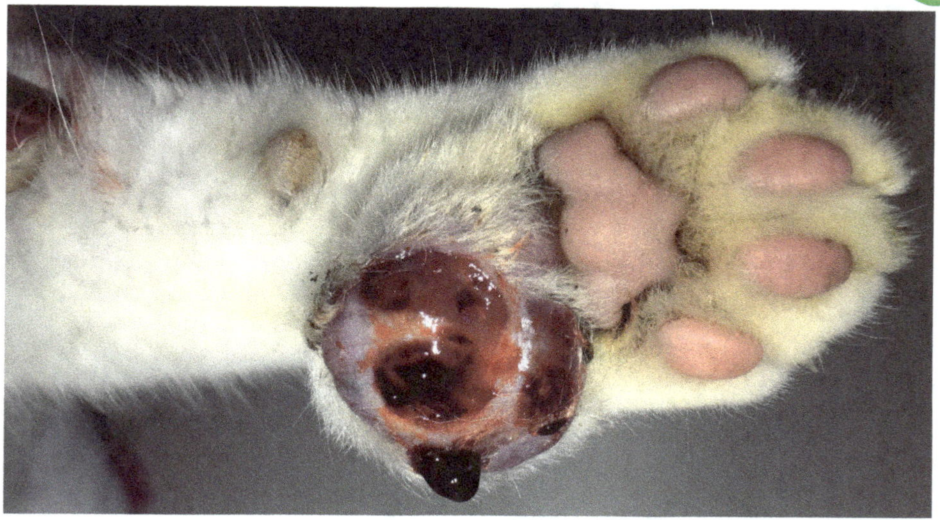

Nódulo (granuloma eosinofílico)

Paciente felino con un granuloma, un nódulo ulcerado a nivel plantar con diferentes trayectos fistulosos. Era muy doloroso y pruriginoso. En la citología pude evidenciar que se trataba de un granuloma eosinofílico.

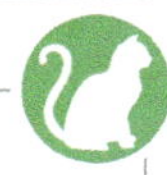

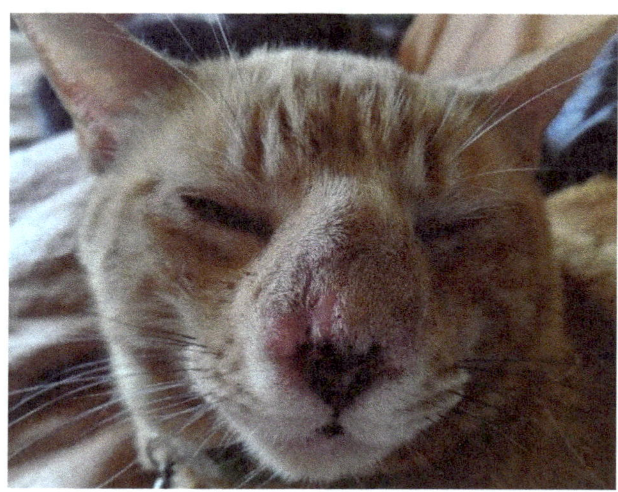

Nódulo (granuloma eosinofílico)

De nuevo, paciente felino con un nódulo en toda la superficie del puente nasal abarcando también la zona de la trufa. En la citología, por punción, observé la presencia de una marea de eosinófilos, con lo cual era un nódulo debido a un granuloma eosinofílico.

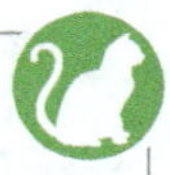

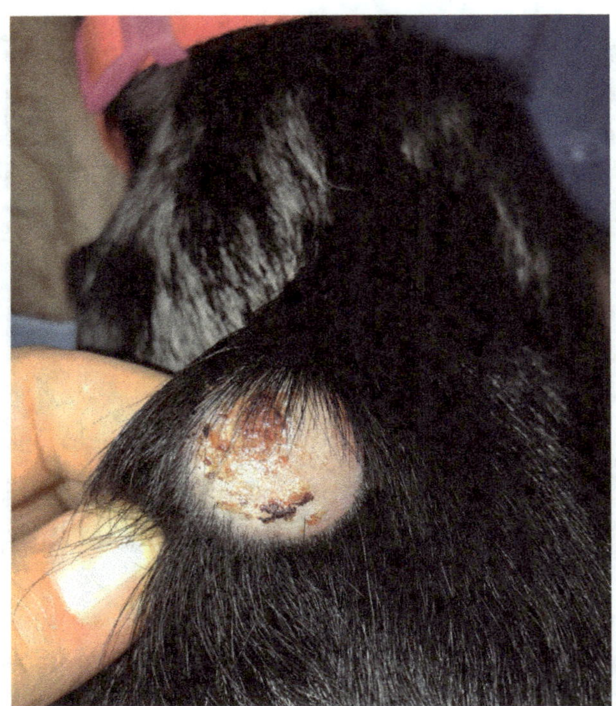

Paciente canino con nódulo a nivel dorsal, pude observar una citología piogranulomatosa y estructuras fúngicas con la presencia de microconidios e hifas, con lo cual era un nódulo fúngico (querion).

Nódulo (querion)

Nódulos en paciente canino de 11 años de edad con dermatosis nodular que no había presentado previamente. Nódulos ulcerados, nódulos pruriginosos, citología, todo linfocitos. Diagnóstico: linfoma cutáneo.

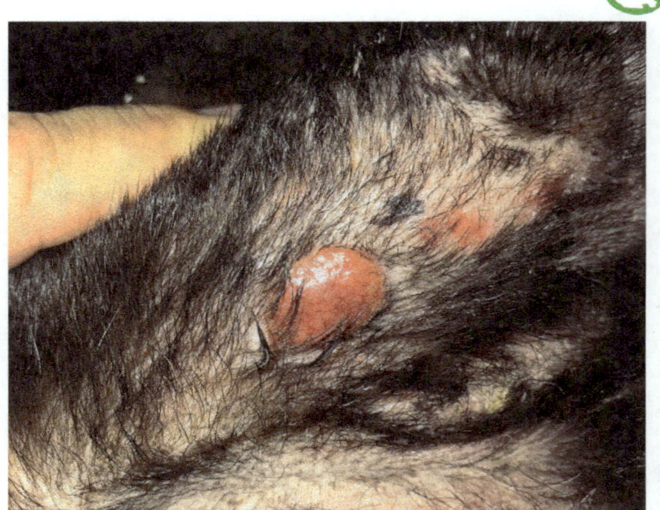

Nódulo (linfoma)

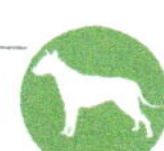

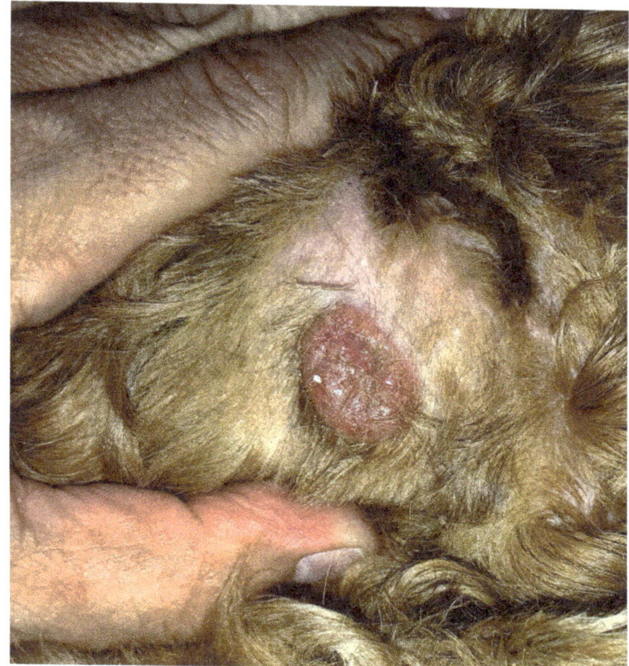

Paciente canino yorkshire terrier con nódulo pruriginoso, citología: mastocitos con anisocitosis, anisocariois. Así pues, era un nódulo neoplásico maligno, tumor, mastocitoma.

Nódulo (mastocitoma)

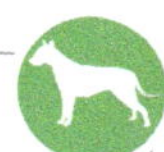

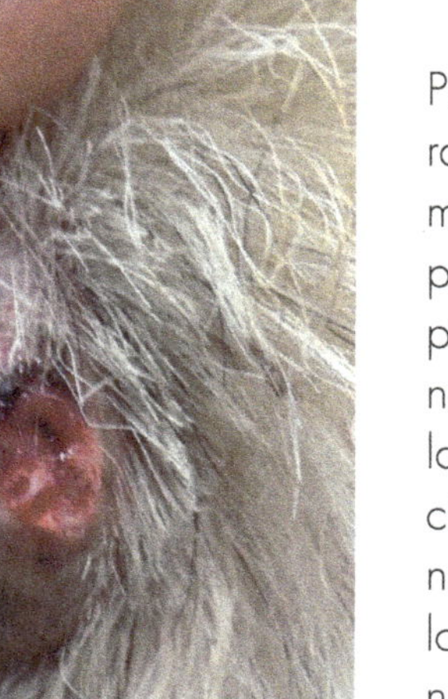

Paciente con nódulo ulcerado y nódulo hiperpigmentado. Observamos la presencia de zonas hiperpigmentadas debido a la naturaleza del mismo. En la citología pude evidenciar la presencia de melanocitos metaplásicos, con lo cual era un melanoma nódulo neoplásico maligno, tumor.

Nódulo (melanoma)

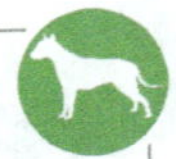

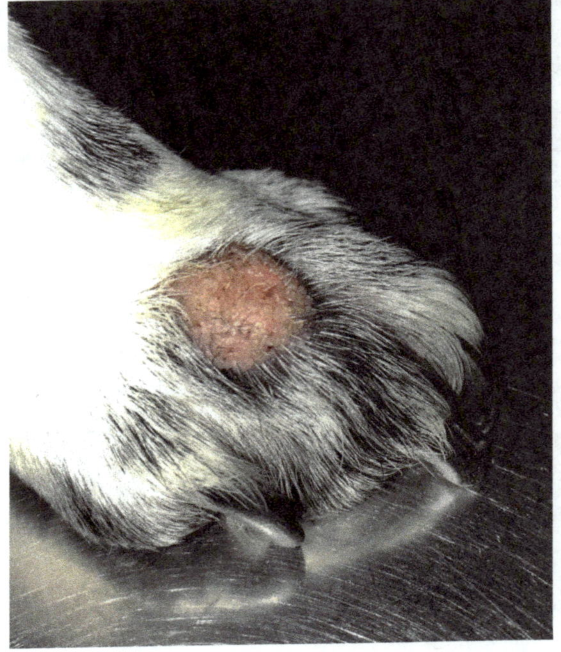

Observamos un nódulo inter-digital en un paciente canino de 1 año de edad. En la citología pude observar histiocitos, con lo cual es un nódulo neoplásico benigno, es un histiocitoma.

Nódulo (histiocitoma)

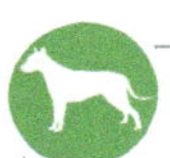

Paciente canino de raza bóxer, atópico, con prurito generalizado, y apareció con este nódulo en la vulva, nódulo ulcerado, hice citolo-gía y observé una marea de células plasmáticas, con lo cual era un plasmocitoma.

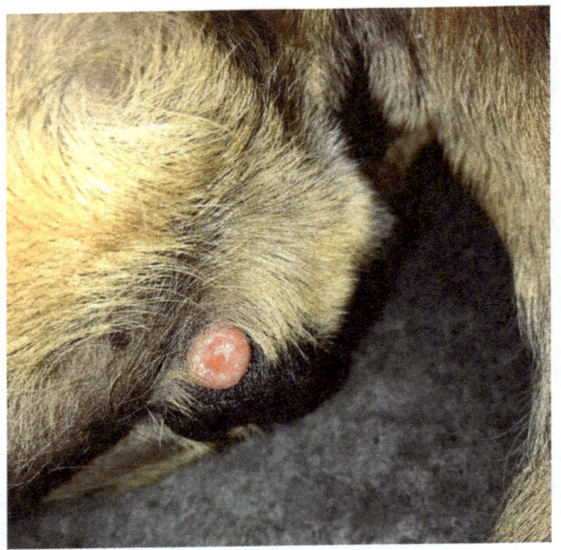

Nódulo (plasmocitoma)

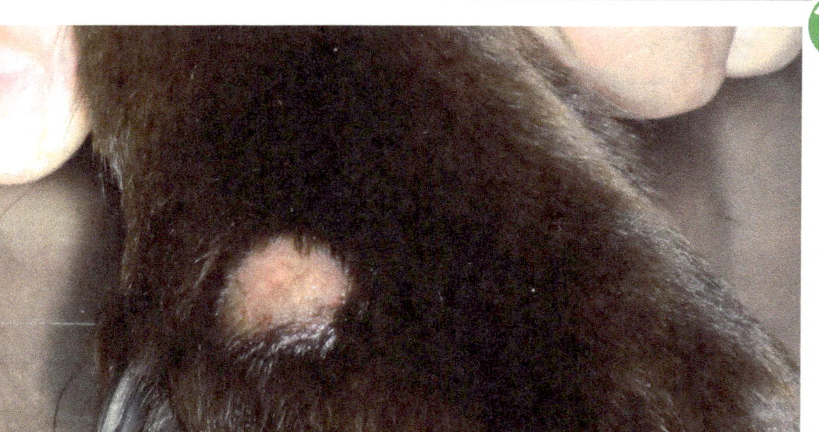

Nódulo (granuloma bacteriano)

Paciente canino de raza labrador con atopia, prurito podar dorsal y carpal con la presencia de un nódulo bacteriano por lamido y mordisqueo.

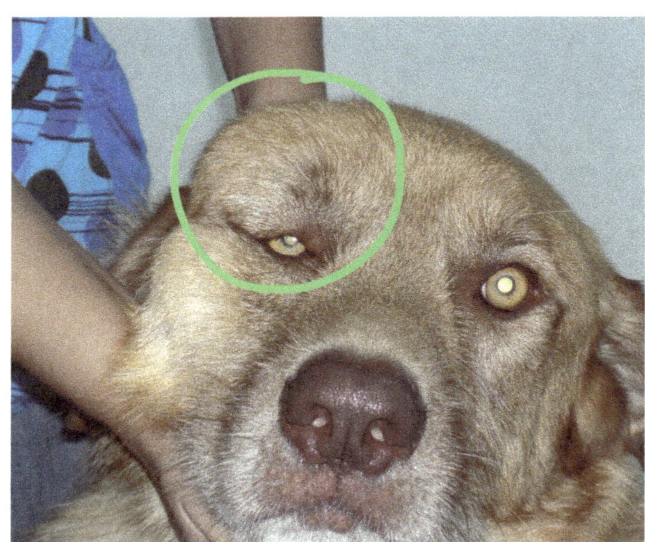

Nódulo (granuloma bacteriano)

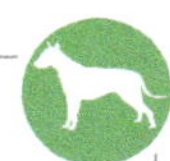

Observamos este nódulo con aspecto brillante debido a la presencia de pus. Es un nódulo bacteriano por una atopia y una infección secundaria. Observamos en el círculo verde la presencia de una masa encima del ojo derecho y es por un absceso, es un nódulo bacteriano.

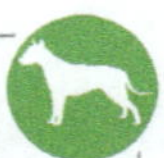

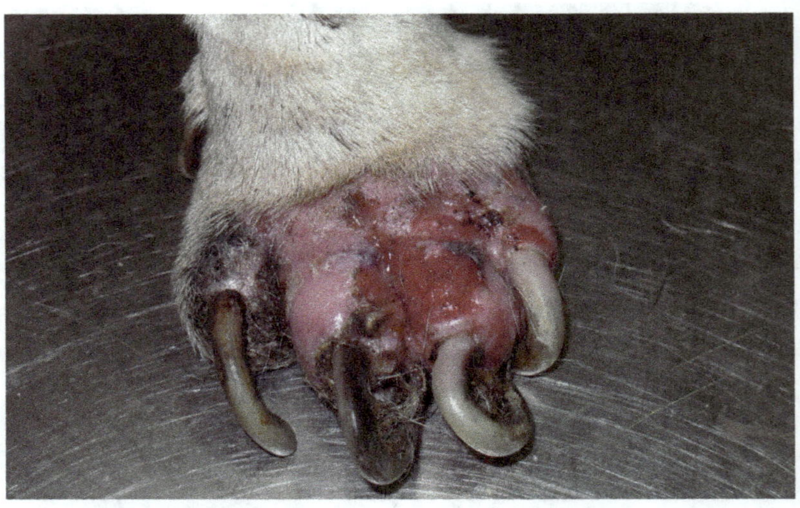

Nódulo (granuloma parasitario-leishmaniosis)

Paciente canino, bulldog francés, con la presencia de nódulos ulcerados a nivel de la extremidad anterior derecha. Citología por aposición, observé una citología granulomatosa y la presencia de amastigotes.

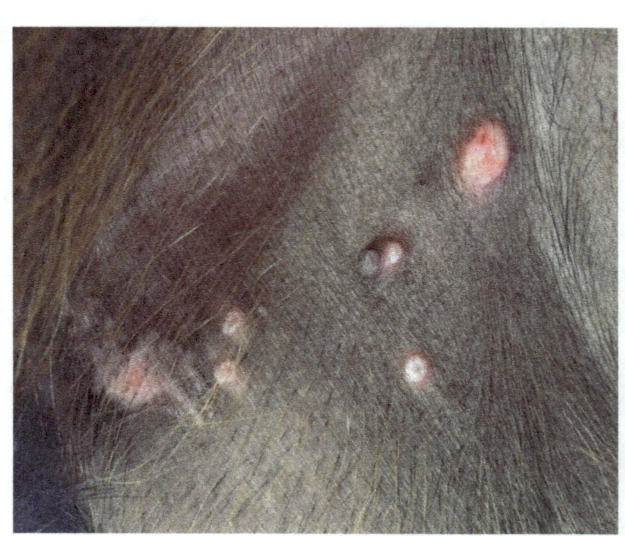

Paciente canino de raza rottweiler con la presencia de dermatosis nodular a nivel ventral en abdomen e ingles. Citología de los nódulos: granulomatosa con presencia de amastigotes de *Leishmania*.

Nódulo (parasitario-leishmaniosis)

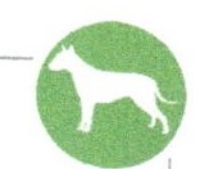

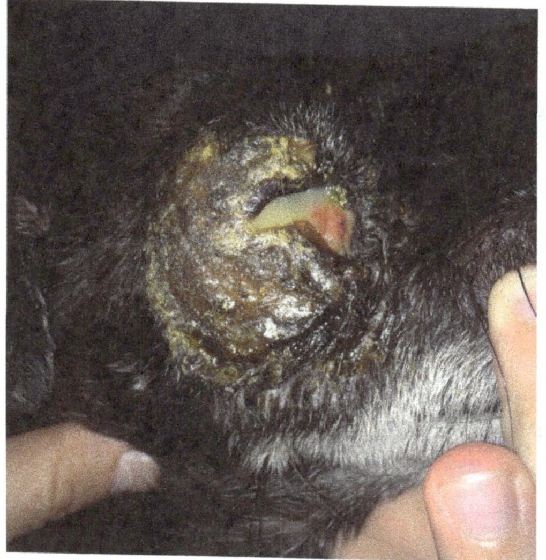

Paciente que vive en una zona de campo y apareció con una fístula que sangraba. Esta fístula en pocos días se convirtió en un absceso, un nódulo bacteriano, por cuerpo extraño e infección bacteriana secundaria. Nódulo por cuerpo extraño y posterior absceso secundario.

Nódulo (granuloma por cuerpo extraño)

Mismo paciente donde vemos el saco de pus que inundaba el ojo.

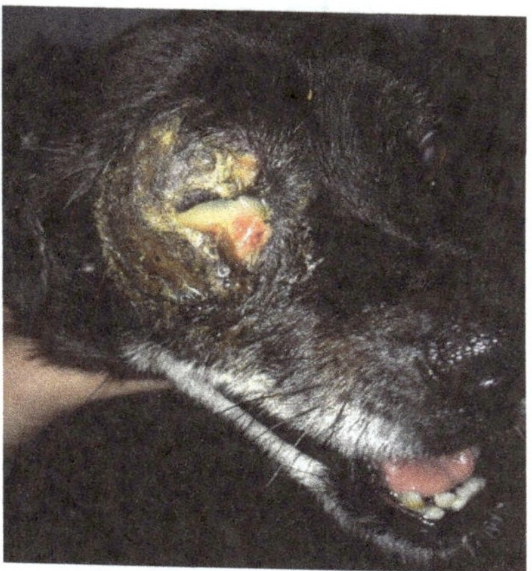

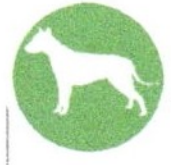

Paciente canino caniche, con un nódulo a nivel facial entre la trufa y el labio. Aposición, citología y tricograma. En ambas pude observar estructuras fúngicas, con lo cual era un nódulo fúngico por *Dermatophytes*, era un querion.

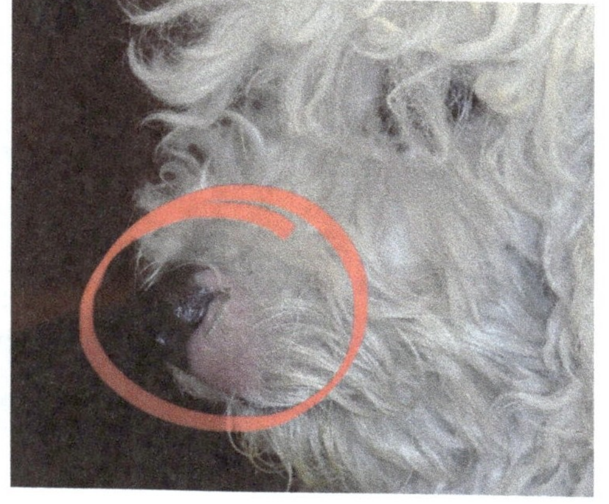

Nódulo (querion)

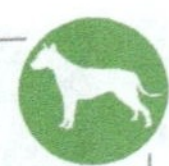

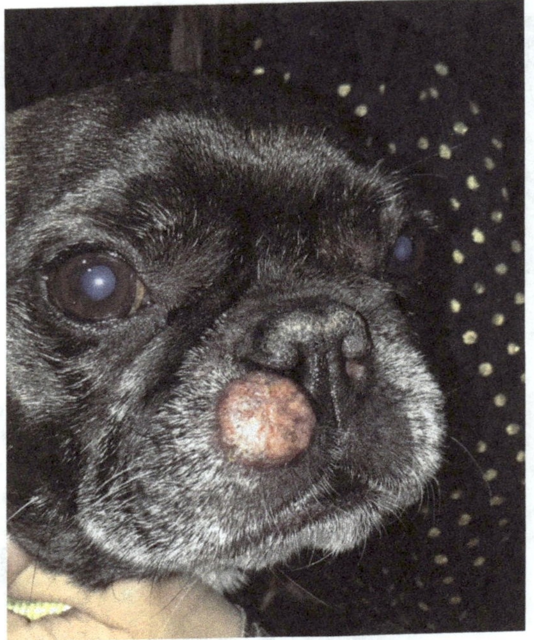

Paciente canino con nódulo facial, raza bulldog francés, predisposición racial a presentar mastocitomas, nódulo pruriginoso y que a la palpación sobrecrece en tamaño, típico de signo de Darier positivo. Citología diagnóstica de nódulo neoplásico maligno, mastocitoma.

Nódulo (mastocitoma)

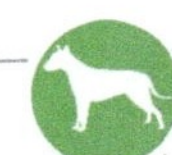

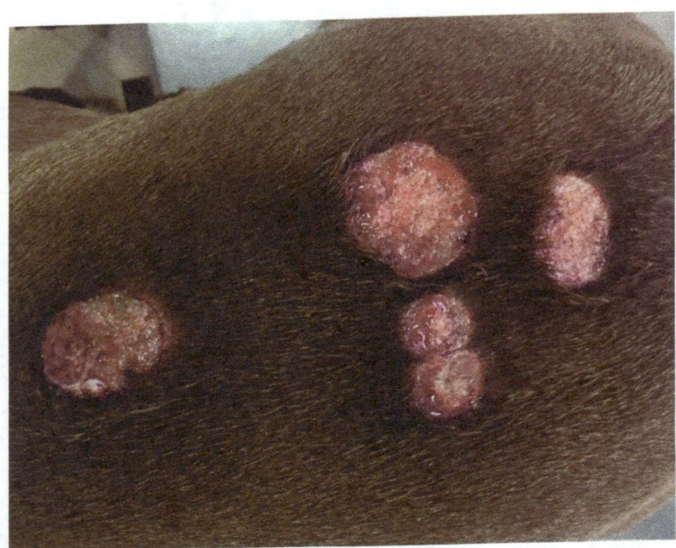

Paciente labrador con numerosos nódulos ulcerados que no respondían a antibiótico y en la citología observé la presencia de una citología granulomatosa. Nódulos fúngicos de origen dermatofítico, *Dermatophytes*, nódulos que se denominan querion.

Nódulos (querion)

 Casos clínicos dermatológicos basados en lesiones cutáneas | Carlos Vich Cordón

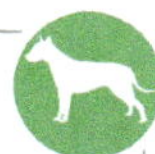

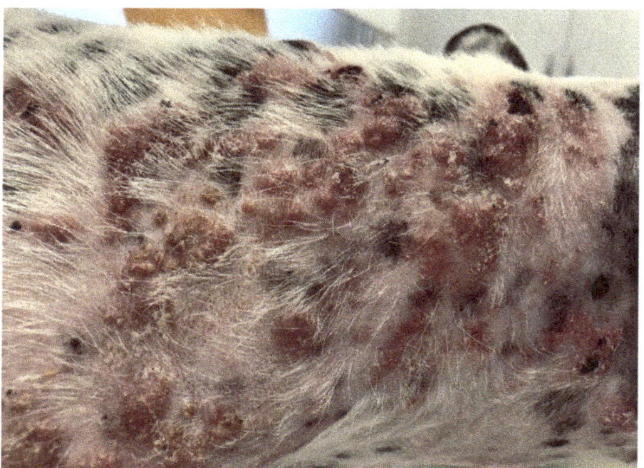

Paciente bulldog francés, 14 años de edad, con dermatosis nodular de reciente aparición, nódulos que son muy pruriginosos y, en la citología, observé una población uniforme linfocitaria, con lo cual, nódulo neoplásico, neoplasia maligna, tumor linfoma.

Nódulos (linfoma)

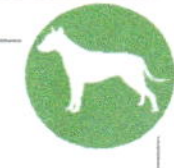

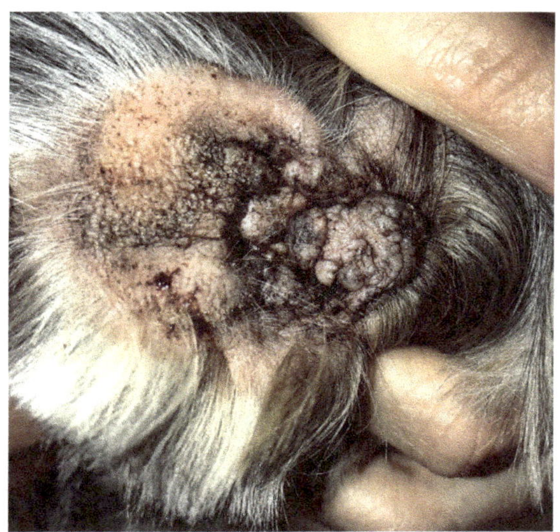

Paciente con atopia crónica con dermatosis nodular en sendos conductos auditivos externos y otitis por *Malassezia* secundaria.

Nódulos (atopia)

[Clase práctica]

NÓDULO

https://amazingbooks.es/caso-clinico-vich-8

1.10 TUMOR

Definición

Se define como tumor una lesión primaria caracterizada por ser un nódulo neoplásico; dependerá de su naturaleza que lo podamos definir como tumor benigno o maligno. Sabemos que hay neoplasias, tumores, que tienen incluso una vida muy limitada, como, por ejemplo, el histiocitoma, que es un tipo de tumor benigno que normalmente desaparece en tres meses. Hay una reacción del sistema inmunitario y consigue eliminar esta neoplasia benigna, una reacción linfocitaria. También sabemos que hay neoplasias malignas, tumores malignos como, por ejemplo, el mastocitoma, que necesitan de un abordaje muy profundo, con cirugía y, en muchos casos, quimioterapia.

Causas

Las causas siempre son un sobrecrecimiento de células anómalas. Sea el origen que sea, si es de melanocitos, un melanoma; si es de células de tejido conjuntivo, un fibroma o un fibrosarcoma; si es de células del propio folículo piloso, un queratoacantoma.

Tratamiento

El tratamiento va a ser si merece la pena o si la vida del paciente corre riesgo. Entonces, en toda neoplasia maligna es interesante realizar un tratamiento lo antes posible: quimioterapia, radioterapia, anticuerpos monoclonales, cirugía radical, un carcinoma de células escamosas se puede tratar con exéresis absoluta y radical.

Prevalencia

Es muy frecuente la presencia de carcinoma de células escamosas en la trufa y en los pabellones auriculares, sobre todo, en perros y en gatos de capa blanca. Depende del tipo de neoplasia, depende del tipo de tumor, pero el histiocitoma es mucho más frecuente en el perro. Los carcinomas se observan tanto en el perro como en el gato. Los mastocitomas son muy frecuentes en el perro; en el gato son poco frecuentes. Dependiendo del tipo de neoplasia lo podemos observar más en una especie que en otra.

Hay cierta predisposición racial para según qué tipo de neoplasias. Por ejemplo, linfomas sabemos que los cocker presentan una predisposición especial, mientras que los mastocitomas son los bóxer y los bulldog francés los que presentan una predisposición especial. Y los carcinomas es habitual encontrarlos en perros y en gatos de capa blanca.

 Casos clínicos dermatológicos basados en lesiones cutáneas | Carlos Vich Cordón

Casos prácticos

Para los casos prácticos, en este libro se han incluido vídeos didácticos donde se explica de forma sencilla cada uno de los conceptos referidos a las lesiones primarias. De una forma sencilla, haciendo la lectura del QR con un smartphone o tablet, se puede acceder al vídeo explicativo que complementa a la lectura de cada capítulo.

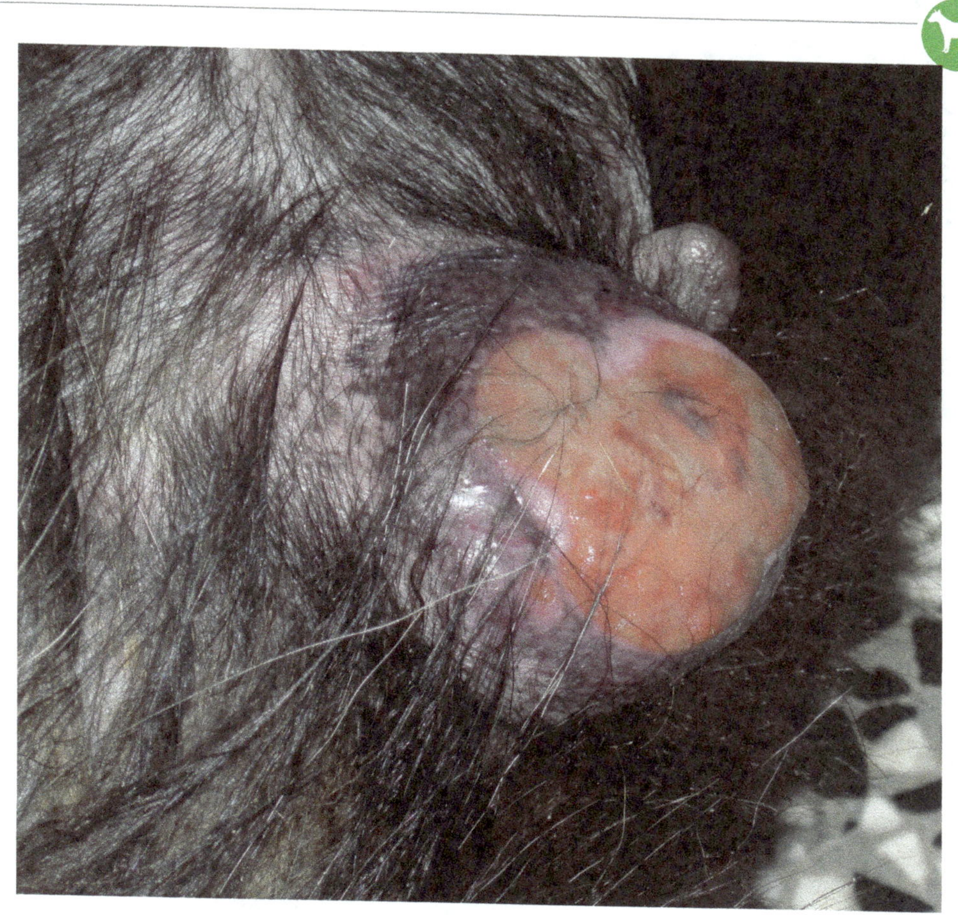

Tumor (carcinoma mamario)

Observamos a este paciente canino de raza pastor belga, hembra de 14 años de edad, la cual presentaba una masa, un nódulo ulcerado a nivel mamario, inguinal. A la citología pude observar que la etiología del mismo era un nódulo neoplásico, un tumor maligno, un adenocarcinoma de mama.

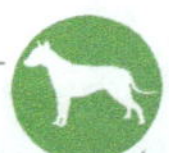

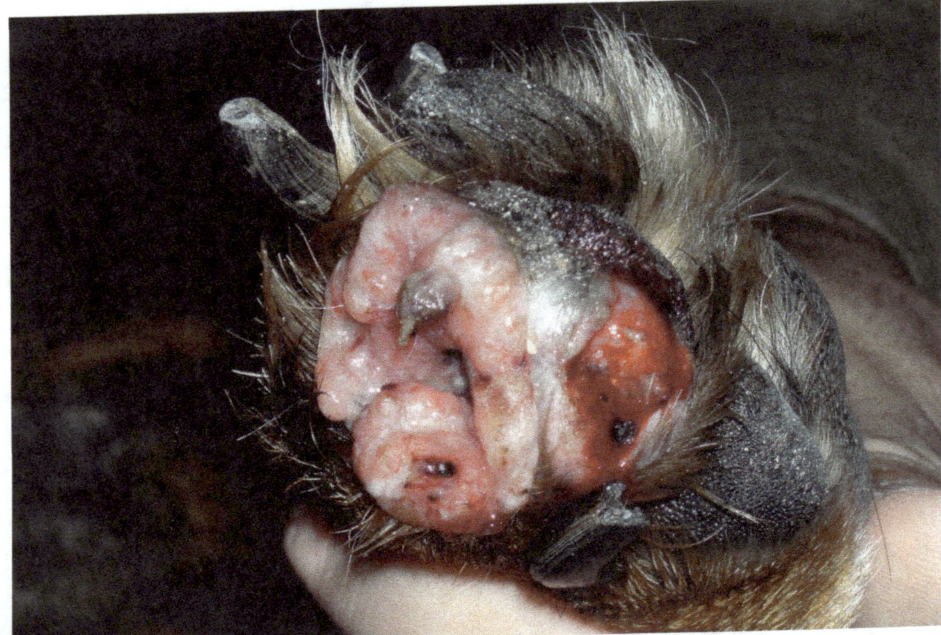

Tumor (CCE)

Observemos esta imagen tan espectacular, un paciente canino de raza rottweiler y la presencia de este nódulo ulcerado en una extremidad, con la particularidad de esta estructura, que se denomina cuerno cutáneo. Es característico de defectos de queratinización o carcinoma de células escamosas, con lo cual, citología. Pude observar la presencia de queratinocitos *sky blue* propios de carcinoma de células escamosas.

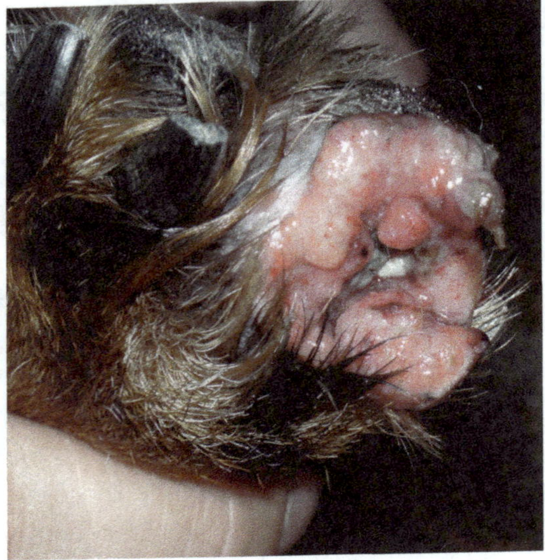

Tumor (CCE)

 Casos clínicos dermatológicos basados en lesiones cutáneas | Carlos Vich Cordón

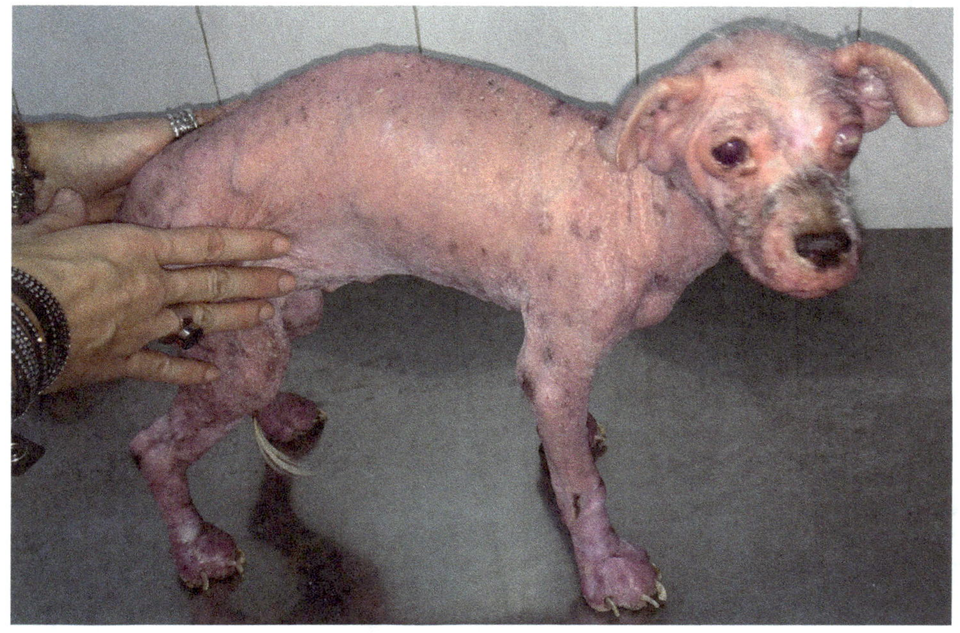

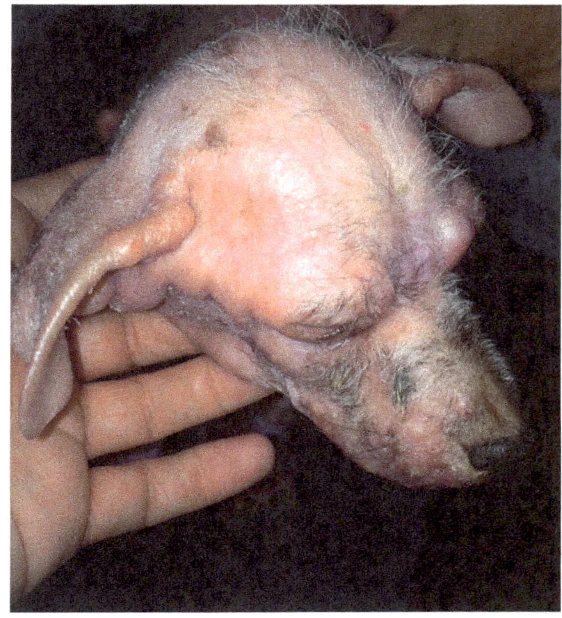

Paciente canino de raza pinscher con mucho prurito y toda la superficie corporal llena de nódulos, en muchos casos ulcerados, y en la citología pude observar la presencia de un infiltrado linfocitario característico y diagnóstico de linfoma cutáneo generalizado. A nivel facial observamos la presencia de nódulos de diferentes tamaños por toda la superficie facial y de nuevo la citología totalmente diagnóstica de linfoma cutáneo.

Tumor (linfoma)

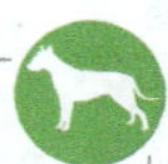

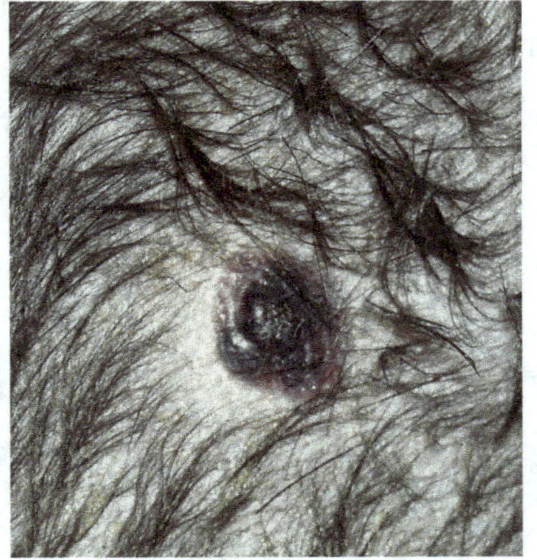

Paciente de capa oscura con este nódulo hiperpigmentado y con citología patognomónica también, con la presencia de numerosos melanocitos, muchos con más de un núcleo, mitosis, anisocariosis y anisocitosis. Citología diagnóstica de melanoma.

Tumor (melanoma)

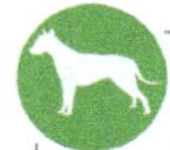

Característica imagen de un linfoma. Presencia de nódulos de grandes dimensiones a nivel de la extremidad anterior que dificultan ver la anatomía interdigital y en la citología pude evidenciar la presencia de linfoma.

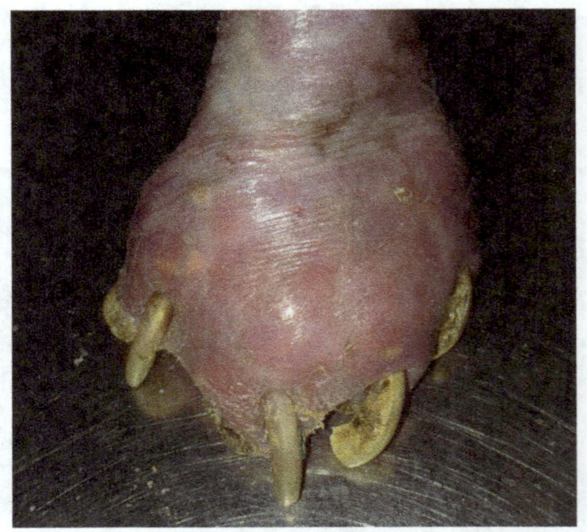

Tumor (linfoma)

[*Clase práctica*]

TUMOR

https://amazingbooks.es/caso-clinico-vich-9

1.11 QUISTE

Definición

Un quiste es una lesión primaria con la característica de que es una cavidad forrada por epitelio, normalmente relleno de contenido sebáceo o queratínico, pero no tiene relieve, es un cráter, es una cavidad; cuando ya está relleno y ya no cabe nada más, sobresale el material.

Causas

Las causas son normalmente sobrecrecimientos, hiperplasias de tejidos foliculares en el caso de material folicular y sebáceo, normalmente por un sobrecrecimiento, una hiperplasia de glándulas sebáceas.

Tratamiento

El tratamiento en ocasiones es quirúrgico, ablación del quiste, pero también podemos optar por tratamientos vía oral, como, por ejemplo, la utilización de retinol y, en casos potentes, de retinoides sintéticos.

Prevalencia

Es quizá más frecuente, aun siendo en ambas especies muy poco habitual, en el perro que en el gato. No hay una predisposición en especial racial, pero las razas que tienen predisposición a los defectos de queratinización presentan más posibilidades de padecer quistes sebáceos.

Casos prácticos

Para los casos prácticos, en este libro se han incluido vídeos didácticos donde se explica de forma sencilla cada uno de los conceptos referidos a las lesiones primarias. De una forma sencilla, haciendo la lectura del QR con un smartphone o tablet, se puede acceder al vídeo explicativo que complementa a la lectura de cada capítulo.

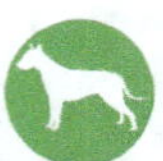

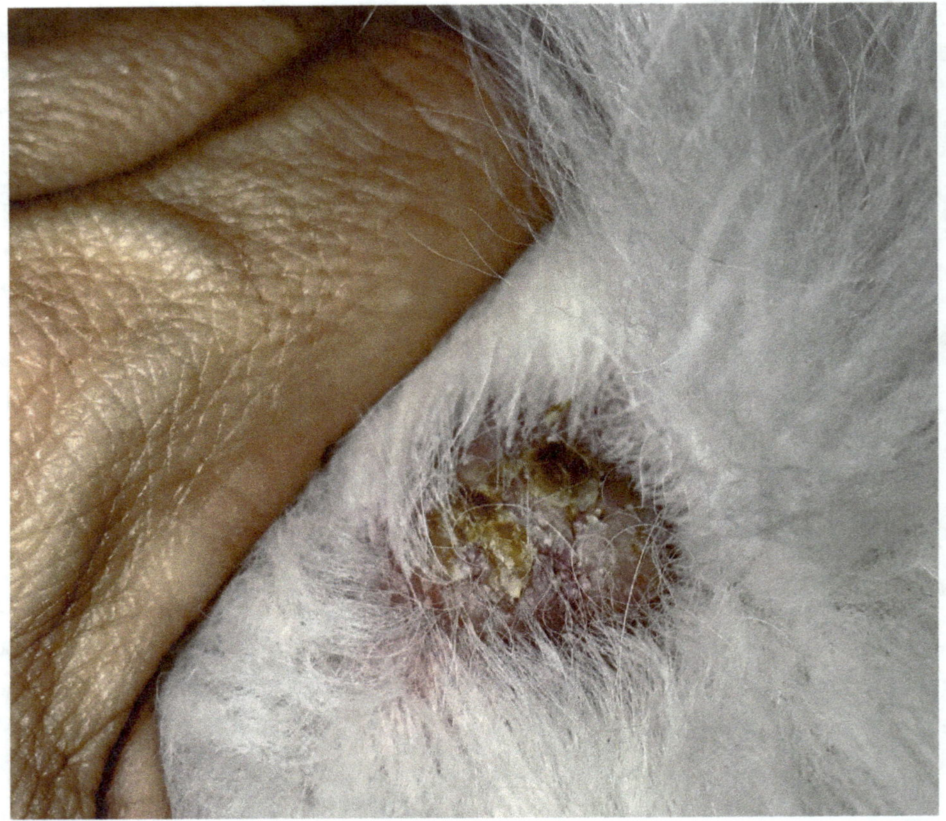

Quiste (sebáceo)

Observamos en este caso un paciente con material queratínico y sebáceo emergiendo de este cráter que, si apretamos un poquito, veremos cómo sale contenido de en medio, porque en el fondo es una cavidad rellena de material, con lo cual, era un caso de quiste sebáceo, especie canina West Highland White Terrier.

[Clase práctica]

QUISTE

https://amazingbooks.es/caso-clinico-vich-10

CASO CLÍNICO POR COSTRA PRIMARIA

A continuación, se explican las diferentes fases de un caso clínico inédito. En donde se establecen los parámetros de historia clínica, examen físico y complementario, diagnóstico, tratamiento, resultados y seguimiento así como un breve comentario del caso clínico para mayor comprensión.

Historia

He visitado a Mila en una clínica veterinaria en un pueblo a 50 km de Barcelona, en el Montseny, una montaña que es uno de los parques naturales más importantes de Cataluña.

El propietario y el veterinario estaban preocupados por el problema de la piel de Mila, ya que no respondía a ningún tratamiento ni por vía oral ni tópica; a pesar de que es una perra sana de raza labrador, de diez años de edad, hembra no esterilizada con una larga historia (más de 9 meses) de problemas en la piel con lesiones de costras y ulcerosas en la nariz. Vive en una casa con jardín, por lo que tiene un estilo de vida al aire libre e interior.

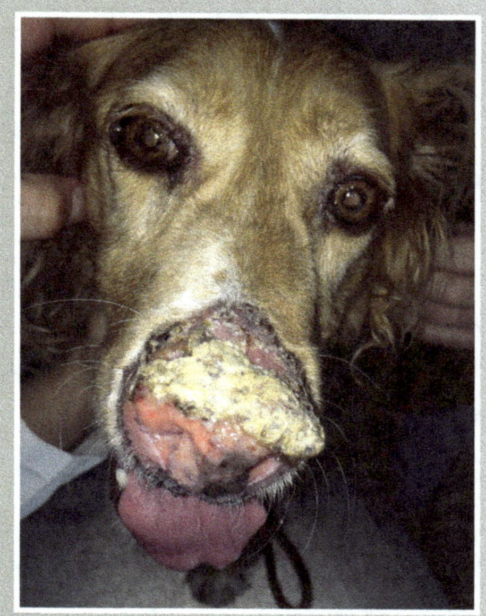

Examen físico

El examen general no reveló anomalías. El dermatológico se realizó con un cuidado y atención absolutamente especial en las mucosas de todo el cuerpo, porque la paciente presentaba una costra amarilla de enormes dimensiones en la trufa con úlceras, despigmentación y áreas focales de pérdida de tejido.

Por lo general, se tratan de lesiones que inducen a pensar en enfermedades graves.

Todas las mucosas, cojinetes plantares y uñas eran normales.

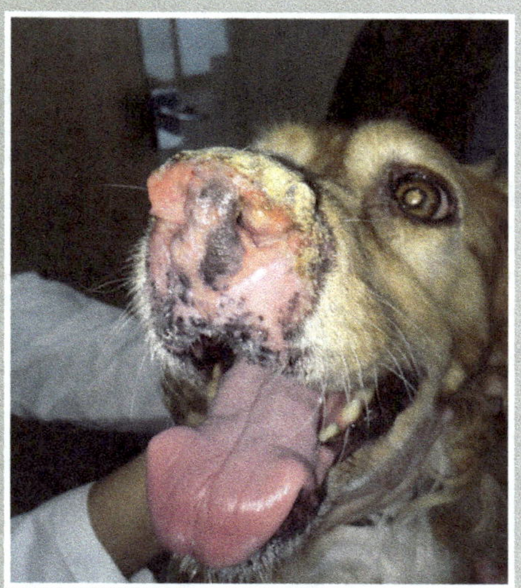

Mi diagnóstico diferencial se basó en todas las enfermedades que causan úlceras y costra:

- Enfermedades autoinmunes
- Leishmaniosis
- Vasculitis
- Neoplasia
- Pioderma profunda

Examen complementario

Realicé citología de la costra y las úlceras.

Levanté con el canto del porta la costra y recogí una muestra por aposición («técnica de la tapa de yogur»). También, tomé una muestra de la úlcera que estaba justo debajo de la costra del paciente por aposición directa.

Teniendo las dos muestras (costra y úlcera) en el mismo portaobjetos, inmediatamente procedí a teñirla y observarla al microscopio.

La citología reflejó ser estéril con la presencia de un infiltrado inflamatorio con numerosos neutrófilos no degenerados y acantocitos. Además, pude observar numerosos queratinocitos acantolíticos haciendo racimos con neutrófilos.

La citología fue diagnóstica de pénfigo foliáceo.

En caso de que el resultado de la citología no estuviera claro o no me diera las claves para diagnosticar, el siguiente paso a seguir sería hacer una biopsia, no obstante, el pénfigo foliáceo se puede diagnosticar con citología en el 99 % de las ocasiones.

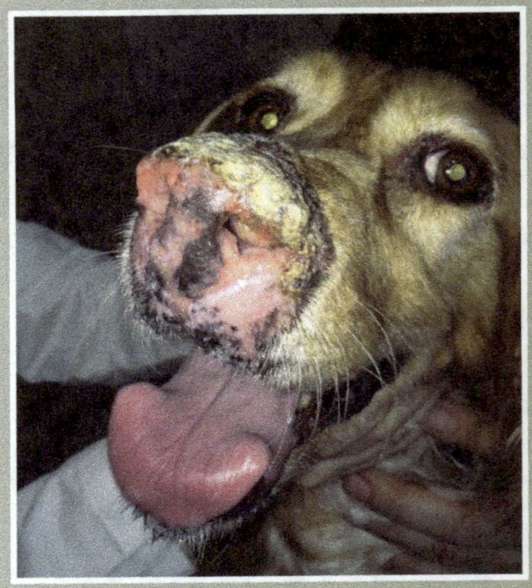

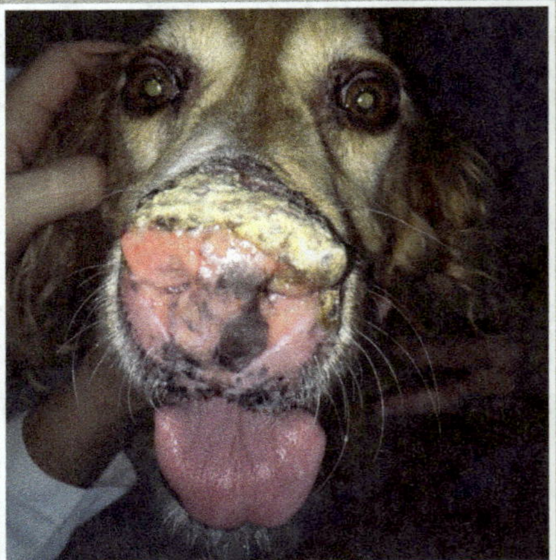

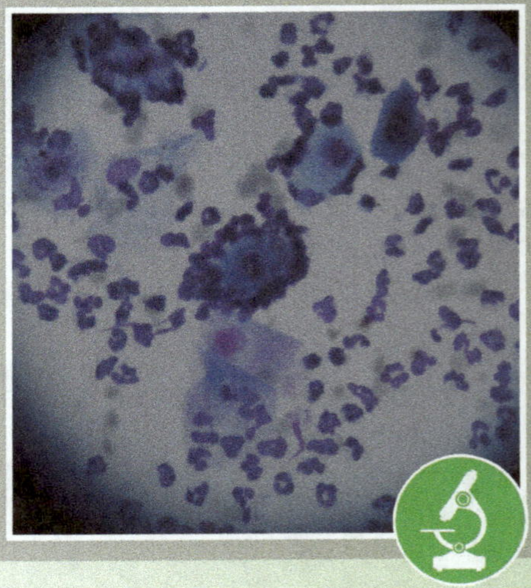

Diagnóstico

Pénfigo foliáceo.

Tratamiento

Debido a que es una piel ulcerada y con el fin de mantenerla cubierta y alejada de las infecciones, aun teniendo una citología estéril, el tratamiento fue:

- Cefadroxilo 25 mg/kg/BID/4 semanas.
- Ciclosporina 10 mg/kg/SID.
- DHA a 100 mg/kg/SID.

Resultados y seguimiento

Mila mejoró rápidamente durante la primera semana. Después continuó mejorando lentamente, hasta que las lesiones desaparecieron por completo.

La costra grande en una semana disminuyó al 50 %. Tras tres semanas de tratamiento, la costra desapareció. La despigmentación se volvió más focal y pequeña.

Comentarios

En este caso hablamos de costra primaria, ya que por definición el pénfigo foliáceo es una enfermedad que genera costras, así como pústulas.

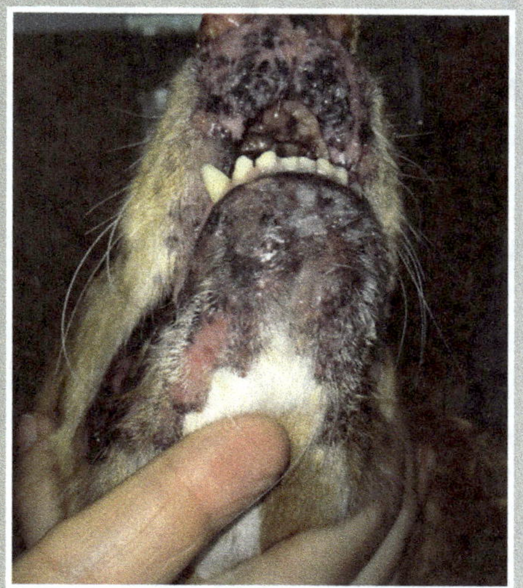

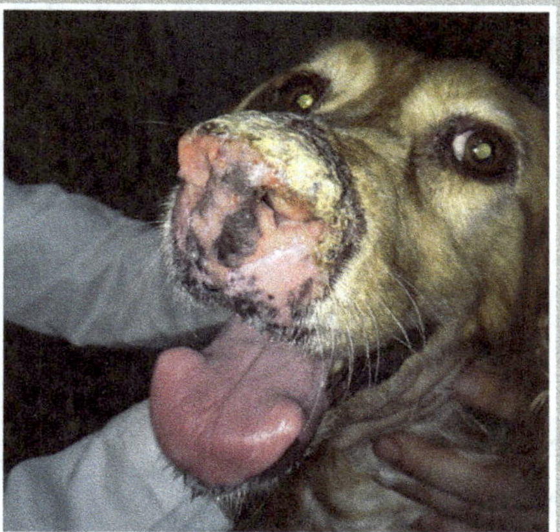

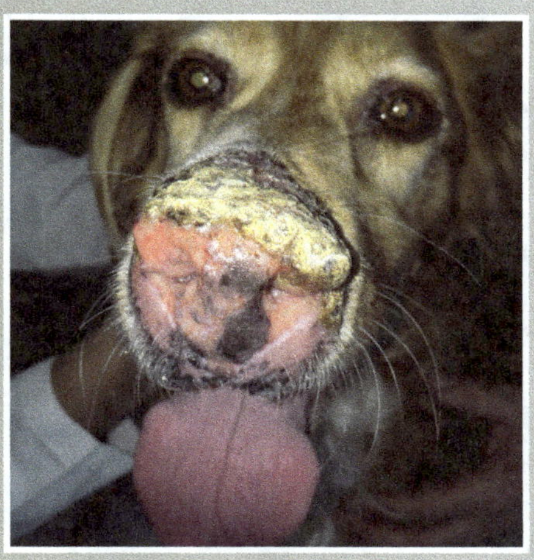

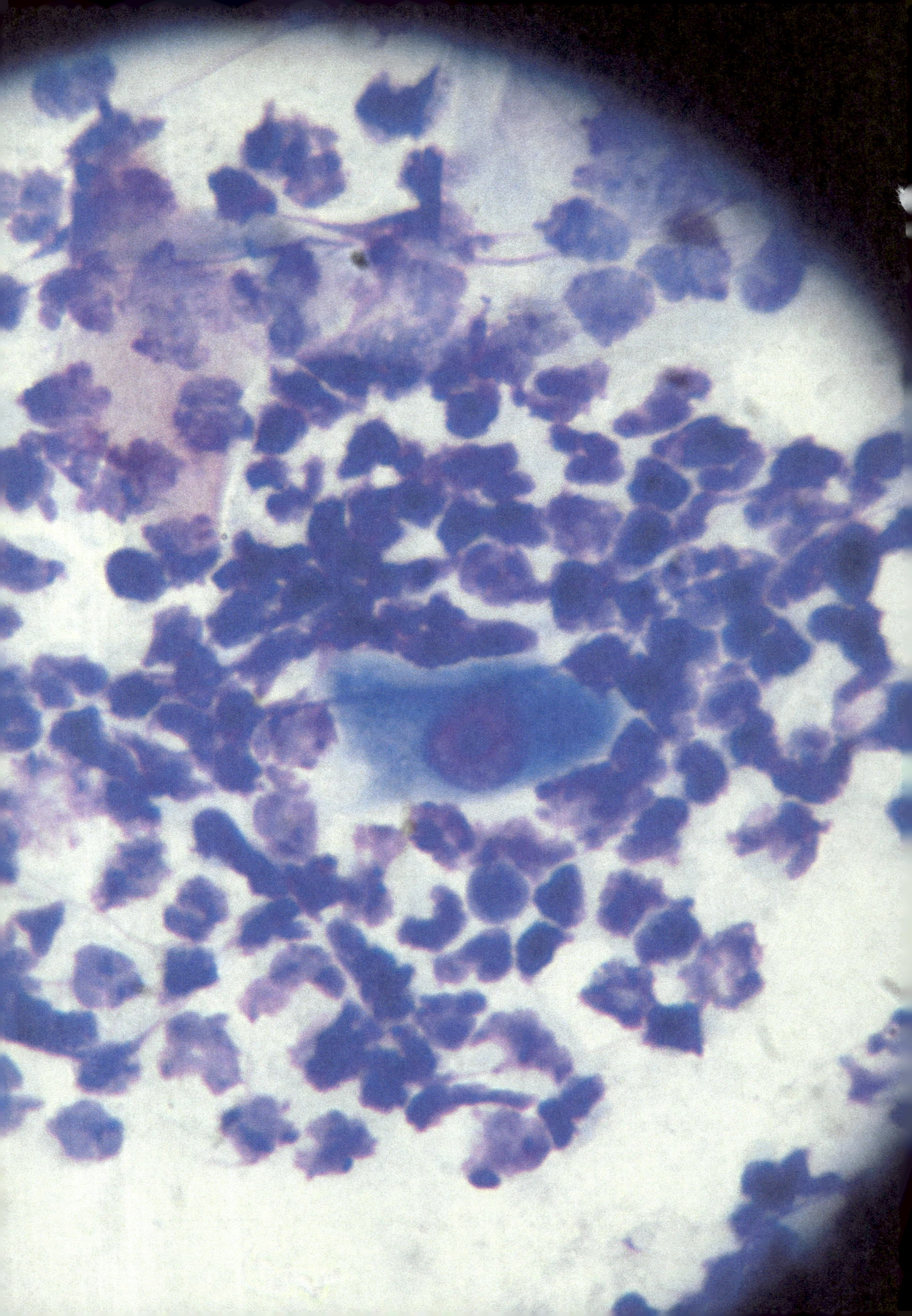

PARTE 2

LESIONES SECUNDARIAS

2.1 COLLARETE EPIDÉRMICO

Definición

Por collarete epidérmico entendemos una lesión secundaria, circular, debido a la rotura del estrato córneo por secarse pústulas. La pústula revienta, se seca y queda una lesión circular. Y, evidentemente, y a todas luces, es específico y patognomónico de pioderma. Así pues, si vemos un paciente con collaretes epidérmicos sabemos que tiene pioderma; esto ya es un diagnóstico. Si tenemos pústulas tendremos que hacer una citología y, sobre todo, investigar la causa de esta pioderma para poder definir cuál es la patología primaria de esta patología secundaria.

Causas

Siempre va a ser una infección bacteriana, una pioderma. Y, en la mayoría de casos, una pioderma de superficie o una pioderma superficial.

Tratamiento

El tratamiento dependerá mucho de la extensión de la misma, la cronicidad y del criterio en cada caso del clínico, aunque debemos intentar evitar los antibióticos, ya que tenemos un problema a nivel de *One Health* de resistencias bacterianas, con lo cual, si hemos de dar antibiótico debemos estar seguros de que el paciente lo necesita, pero si podemos controlar la patología primaria y la pioderma la podemos controlar con tratamientos tópicos, perfecto, si no, daremos antibiótico.

Prevalencia

La pioderma canina es extremadamente frecuente en la mayoría de casos, más del 95 % de dermatosis caninas acaban con pioderma, por muchos conceptos, pero básicamente porque hay una inmunosupresión a nivel cutáneo. Dermopatías endocrinas, parasitarias, fúngicas, neoplásicas, defectos de queratinización, displasia distrofia folicular, alergias. Todo este grupo, más otras dermatosis, causan alteraciones a nivel cutáneo en el perro que favorecen el sobrecrecimiento bacteriano, y posteriormente, infección bacteriana.

En el gato hay muy pocos casos de defectos de queratinización, no existe la displasia distrofia folicular y, en general, la piel del gato es muy difícil que se infecte por bacterias, con lo cual, la pioderma felina es anecdótica. En el perro, ni que decir tiene que en razas como el West Highland White Terrier, bulldog francés, bulldog inglés, shar pei, pastor alemán, dálmata, bóxer, presentan con facilidad pioderma secundaria.

Casos prácticos

Para los casos prácticos, en este libro se han incluido vídeos didácticos donde se explica de forma sencilla cada uno de los conceptos referidos a las lesiones secundarias. De una forma sencilla, haciendo la lectura del QR con un smartphone o tablet, se puede acceder al vídeo explicativo que complementa a la lectura de cada capítulo.

Aquí observamos este paciente canino de raza terranova, con la presencia de un collarete epidérmico de grandes dimensiones, junto con un halo eritematoso alrededor. Observemos este collarete epidérmico, significa dos cosas: el tamaño de la pústula y el tamaño del collarete, cuanto más grande, más inmunosupresión; el halo eritematoso indica hipersensibilidad bacteriana.

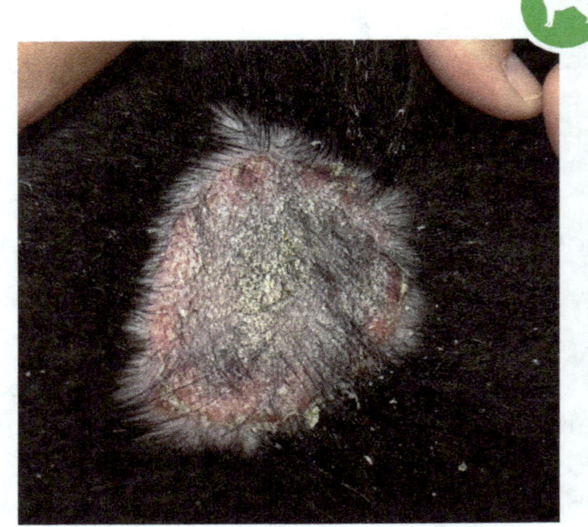

Collaretes epidérmicos
(foliculitis bacteriana)

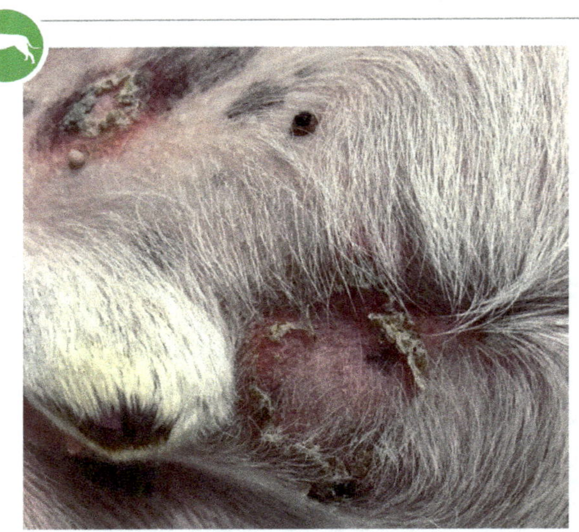

Bulldog francés con collaretes epidérmicos a nivel ventral, como podemos observar en la imagen. Cuadro clínico total en zona glabra de atopia canina.

Collaretes epidérmicos
(foliculitis bacteriana)

 Casos clínicos dermatológicos basados en lesiones cutáneas | Carlos Vich Cordón

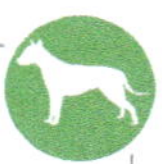

Observamos la pústula que ha reventado y permanece el contenido de la pústula alrededor del collarete. Esta imagen amarillenta es pus seco, con lo cual, es un collarete epidérmico.

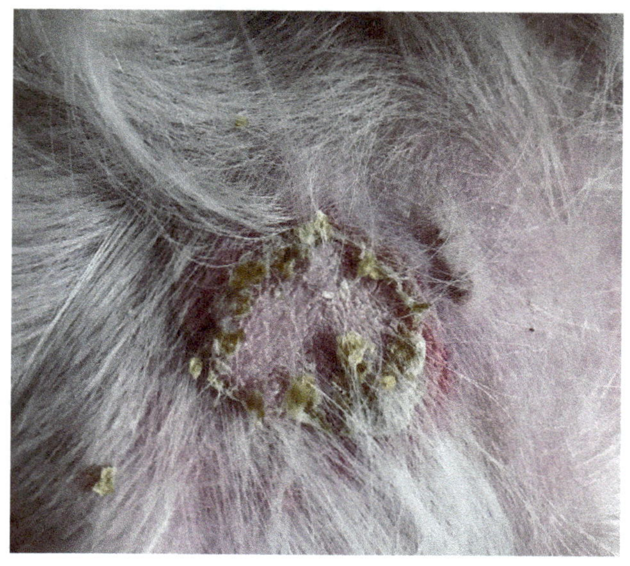

*Collaretes epidérmicos
(foliculitis bacteriana)*

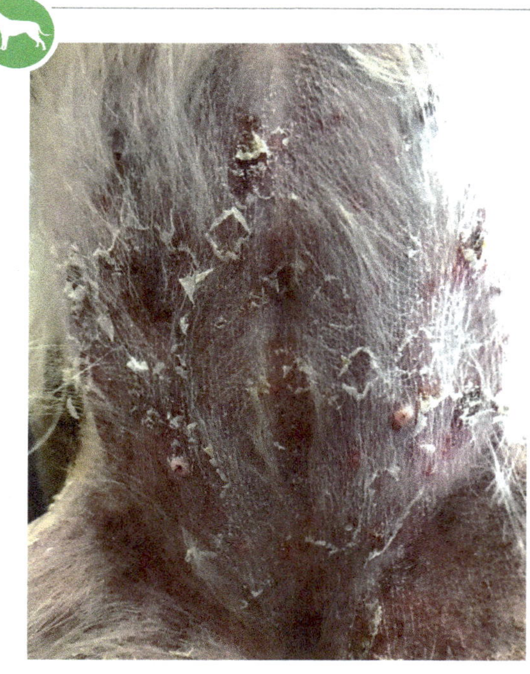

Este paciente canino, con la presencia de numerosos collaretes epidérmicos junto con zonas de exfoliación. Significa que, independientemente de la causa primaria, que es una atopia, presenta dos tipos de pioderma: foliculitis bacteriana y pioderma exfoliativa.

*Collaretes epidérmicos
(foliculitis bacteriana)*

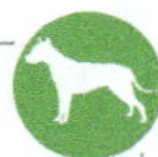

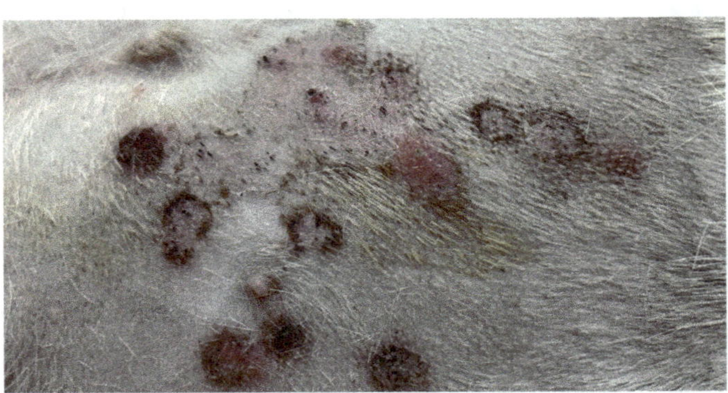

Collaretes epidérmicos (foliculitis bacteriana)

Observamos este paciente canino, bulldog inglés, con la presencia de collaretes epidérmicos con un halo marronáceo. Esto indica cronicidad, es decir, es un paciente que en este caso presenta un hipotiroidismo, que induce a una inmunosupresión secundaria, y un sobrecrecimiento bacteriano que conlleva foliculitis bacteriana. Pero esta pioderma lleva semanas, porque el pus ya no es amarillento, sino es marrón oscuro porque está oxidado.

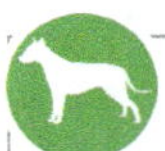

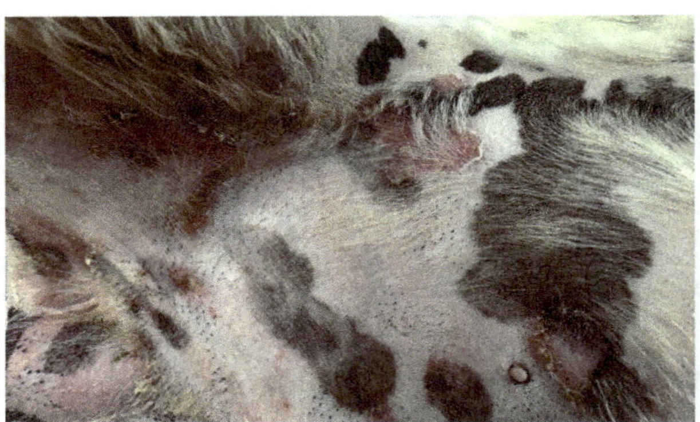

Collaretes epidérmicos (foliculitis bacteriana)

Tenemos este paciente bulldog inglés con síndrome de Cushing, donde observamos collaretes de grandes dimensiones y la presencia también de comedones. Los comedones son lesiones muy compatibles con síndrome de Cushing, el collarete epidérmico de grandes dimensiones que presenta el paciente a nivel del pliegue inguinal es característico de una foliculitis bacteriana secundaria a un síndrome de Cushing debido a la intensa inmunosupresión.

 Casos clínicos dermatológicos basados en lesiones cutáneas | Carlos Vich Cordón

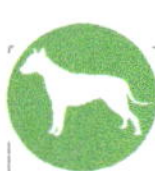

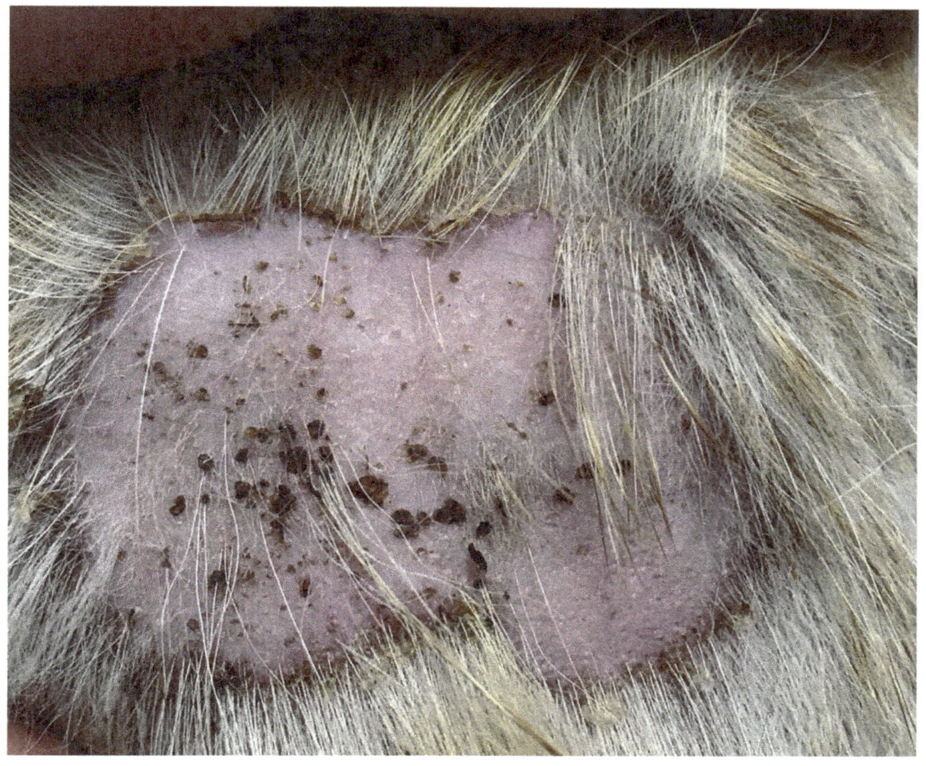

Collaretes epidérmicos (foliculitis bacteriana)

Raza akita inu, especie canina, en una imagen con un megacollarete, pero no es inicialmente así este collarete. Eran dos que se han unido por evolución del cuadro clínico por la inmunosupresión del paciente por corticoterapia crónica.

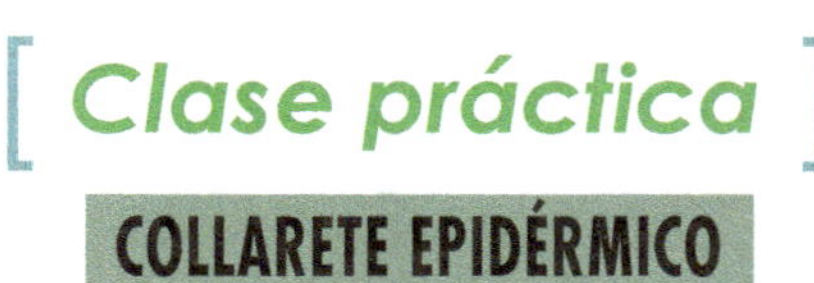

https://amazingbooks.es/caso-clinico-vich-11

2.2 ESCORIACIÓN

Definición

Es una lesión secundaria debida a un autotraumatismo. El paciente tiene prurito, siente el deseo de rascarse y, con las uñas, se hace escoriaciones. Son los mal denominados, a modo coloquial, arañazos. Siempre que veamos escoriaciones hemos de tener presente que el paciente tiene una dermatosis pruriginosa.

Causas

La única causa para que un paciente se produzcan escoriaciones es la sensación de prurito. Luego diagnosticaremos e investigaremos este prurito de dónde viene: es un prurito primario, es un prurito secundario, es decir, tiene una sarna sarcóptica, tiene una alimentaria, tiene una ambiental o tiene un hipotiroidismo que tiene una pioderma y a través de la pioderma tiene prurito. Pero siempre habrá escoriaciones por autotraumatismo.

Tratamiento

Los tratamientos de las escoriaciones van a ser siempre controlar el prurito, pero como a mí me gusta diagnosticar, no tratar el prurito de manera genérica, sino tratar la causa del prurito.

Prevalencia

Es frecuente observar escoriaciones tanto en perro como en gato, aunque el gato, antes de rascarse, se lo piensa mucho, porque la mutilación que conlleva rascarse con esas uñas tan afiladas es muy potente, se producen con mucha facilidad escoriaciones, pero la mayoría de veces no es suficiente y se siguen rascando más y más hasta producirse erosiones y úlceras.

Casos prácticos

Para los casos prácticos, en este libro se han incluido vídeos didácticos donde se explica de forma sencilla cada uno de los conceptos referidos a las lesiones secundarias. De una forma sencilla, haciendo la lectura del QR con un smartphone o tablet, se puede acceder al vídeo explicativo que complementa a la lectura de cada capítulo.

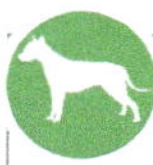

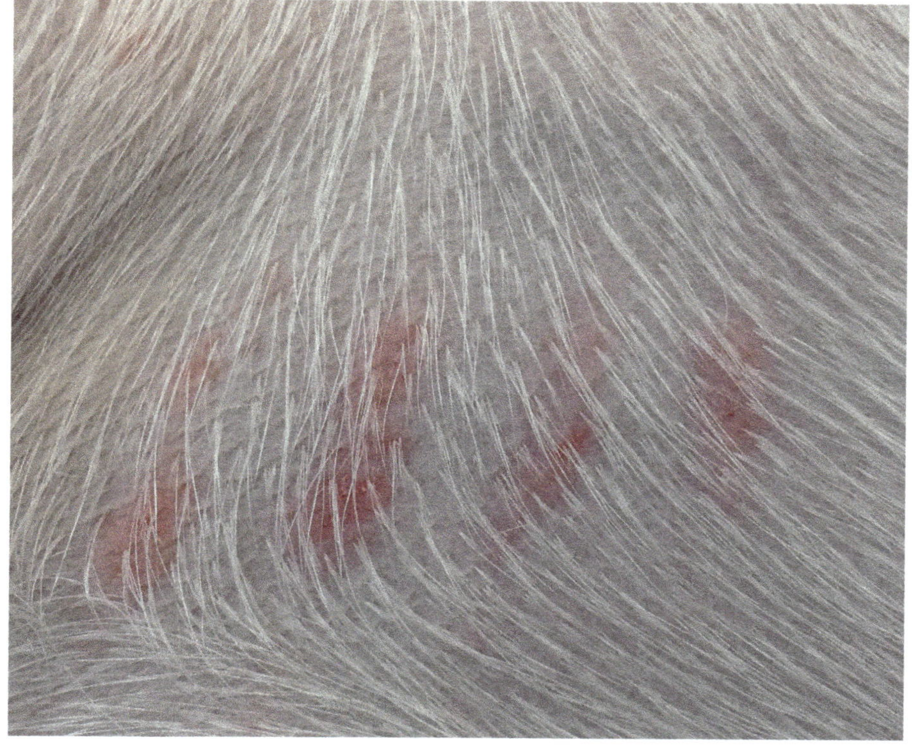

Escoriación (atopia)

Paciente canino de raza jack russell. Detecto la presencia de escoriaciones en la zona de la axila izquierda. Se las ha hecho con la extremidad posterior, y vemos perfectamente el diseño de las uñas, por rascarse, con lo cual tiene prurito axilar, es una raza predispuesta a atopia o *atopic like* dermatitis y por topografía (zona glabra) es altamente probable que sea la causa de su prurito.

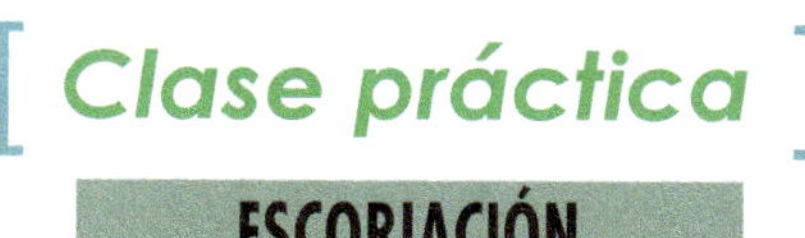

https://amazingbooks.es/caso-clinico-vich-12

2.3 EROSIÓN

Definición

Una erosión es una lesión secundaria que es más profunda que la escoriación y menos que la úlcera, porque se llegan a afectar en profundidad capas de la epidermis, sin llegar a afectar el estrato basal y la lámina basal, con lo cual, nunca después de una erosión va a quedar cicatriz.

La presencia de erosiones en la mayoría de los casos es debido a dermatosis pruriginosas con prurito intenso, no obstante, también se pueden observar en dermatosis vesículo-bullosas debido a dermatosis autoinmunes, pioderma o reacciones a fármacos. También conlleva rotura de bullas y de vesículas, con lo cual vamos a poder ver erosiones secundarias en vesículas y bullas y, en ciertos casos de pioderma, también erosiones, pero sobre todo las erosiones las veremos en casos de prurito severo.

Causas

Las causas más habituales de erosiones son alergias y parasitosis. Es la sensación de un prurito importante, de un prurito notorio, que el paciente tenga que rascarse con intensidad o morderse con intensidad, produciéndose estas erosiones que, clínicamente, son muy aparatosas, pero que cicatrizan con mucha facilidad.

Tratamiento

El tratamiento de toda erosión va a ser siempre, primero, evidenciar si hay infección secundaria. Y, segundo, evidenciar cuál es la causa primaria de este prurito o de esta erosión en general.

Prevalencia

Las erosiones las podemos ver de manera frecuente en dermatosis pruriginosas, tanto en el perro como en el gato, ya que cuando el prurito es notorio, el paciente se rasca y se muerde con intensidad, tanto si es un perro como un gato, y va a producirse erosiones. ¿Razas? Depende. Evidentemente lo podemos observar más en razas con una predisposición a padecer atopia o hipersensibilidad ambiental como persa, siamés, sphynx, devon rex, en el gato. Westy, bulldog, pastor alemán, bóxer, etc., en el perro.

 Casos clínicos dermatológicos basados en lesiones cutáneas | Carlos Vich Cordón

Casos prácticos

Para los casos prácticos, en este libro se han incluido vídeos didácticos donde se explica de forma sencilla cada uno de los conceptos referidos a las lesiones secundarias. De una forma sencilla, haciendo la lectura del QR con un smartphone o tablet, se puede acceder al vídeo explicativo que complementa a la lectura de cada capítulo.

Observamos este paciente canino con erosiones a lo largo de todo el puente nasal hasta la trufa. En la citología de estas erosiones era evidente la presencia de una marea de eosinófilos, con lo cual, la presentación aguda, el tipo de lesiones, la topografía y el tipo de citología (inflamatoria) indicaba que estábamos ante una foliculitis forunculosis eosinofílica.

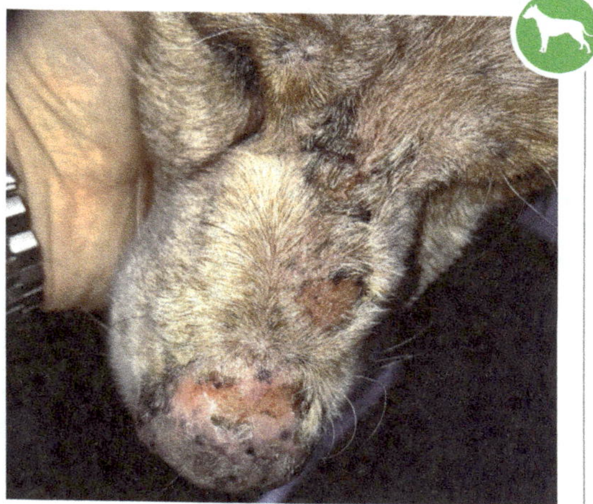

Erosión (foliculitis forunculosis eosinofílica)

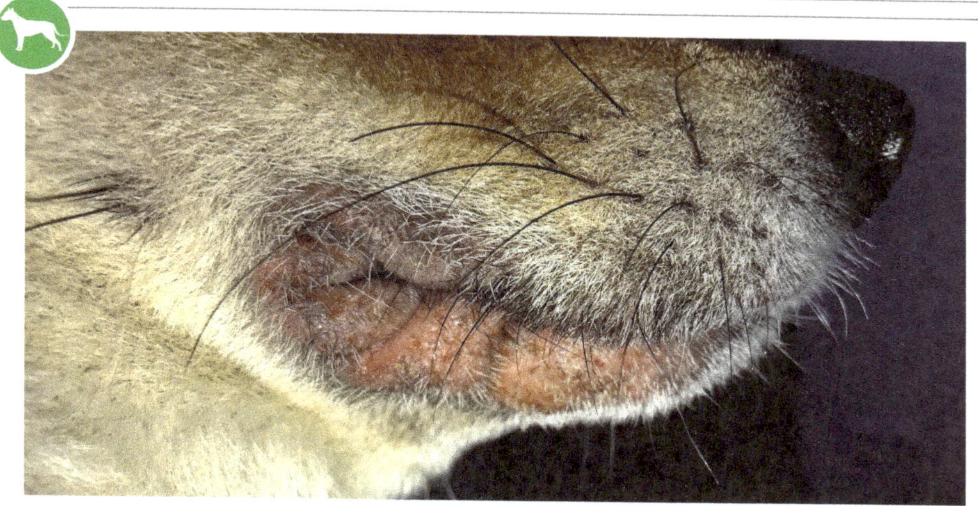

Erosión (intertrigo labial)

Vemos aquí este paciente canino pastor alemán, con una dermatosis perilabial, con erosiones perilabiales, característico de un intertrigo labial.

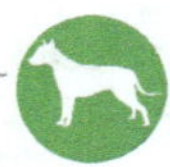

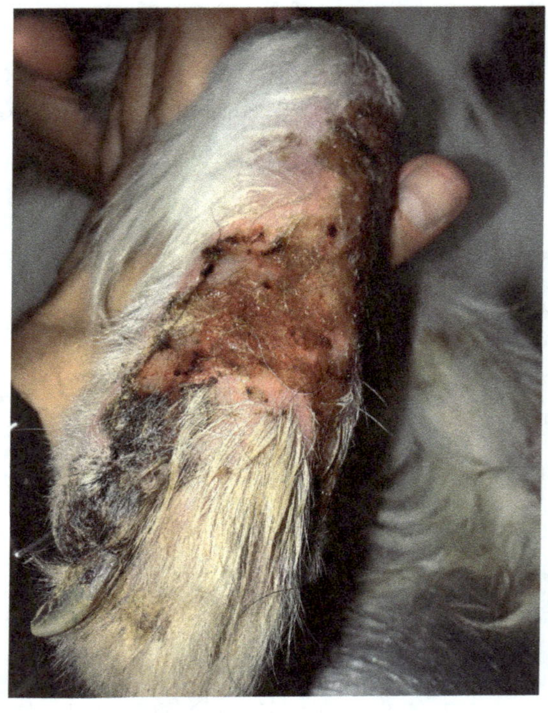

Paciente canino, con paroniquia y onicomadesis junto con la presencia de erosiones a nivel carpal y costras, que utilicé para hacer la citología y pude evidenciar la presencia de leishmaniosis.

Erosión (leishmaniosis)

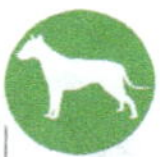

Paciente staffordshire con mucho prurito interdigital. La erosión brilla porque el paciente tenía una pododermatitis bacteriana y, debido a la infección, se había creado una erosión.

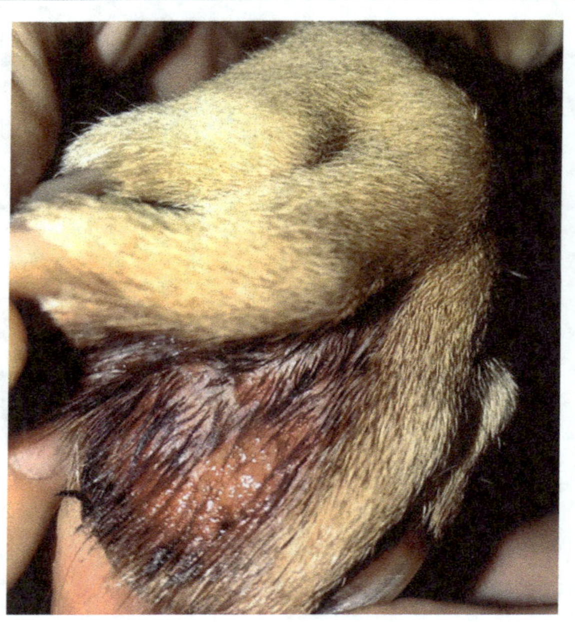

*Erosión
(pododermatitis bacteriana)*

 Casos clínicos dermatológicos basados en lesiones cutáneas | Carlos Vich Cordón

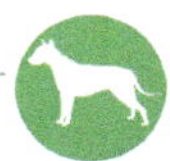

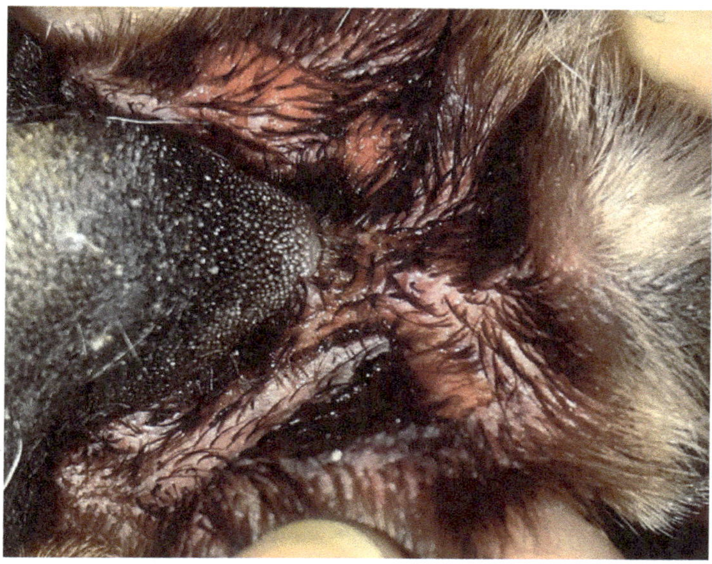

Erosión (pododermatitis por Malassezia)

Paciente canino de raza pastor alemán con mucho prurito a nivel ventral de las extremidades, con erosiones causadas por la infección de *Malassezia pachydermatis*.

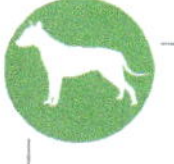

Paciente canino, de raza caniche, con una dermatosis escrotal, con la presencia de erosiones, topografía bastante habitual en casos de reacciones a fármaco.

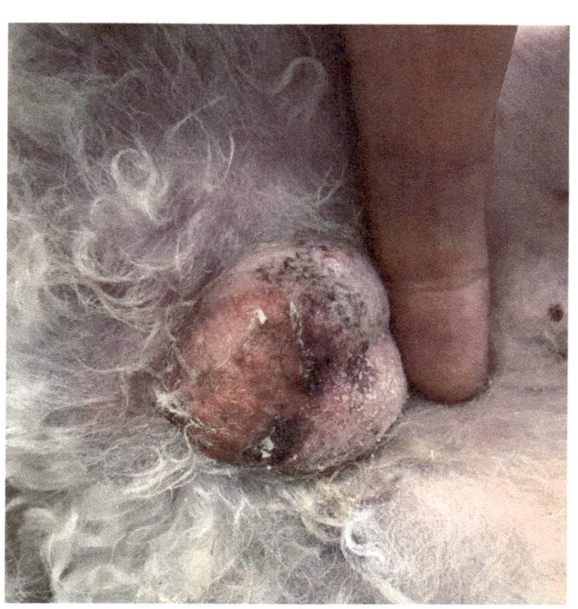

Erosiones (reacción a fármaco)

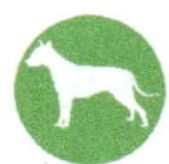

Paciente sénior, con un estado general bastante sensible, sensorio deprimido, anorexia, abatimiento y erosiones por todo el cuerpo. Analíticas alteradas, con la presencia de valores hepáticos altos, albúmina baja, glucosa alta, cuadro clínico totalmente compatible con un síndrome hepatocutáneo.

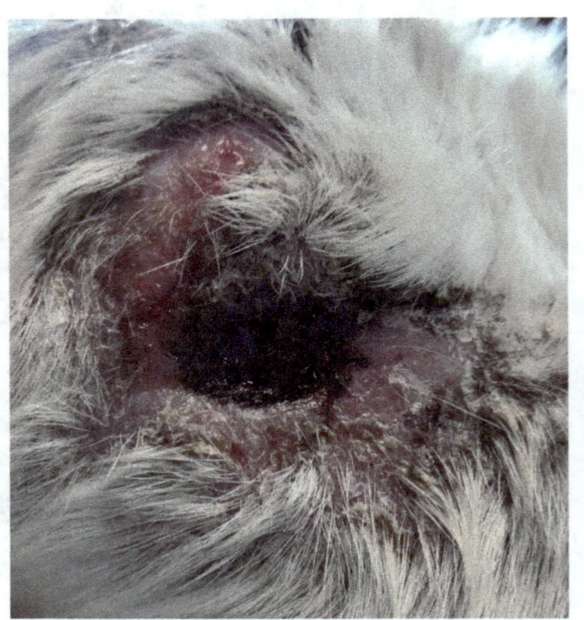

Erosión (síndrome hepatocutaneo)

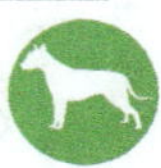

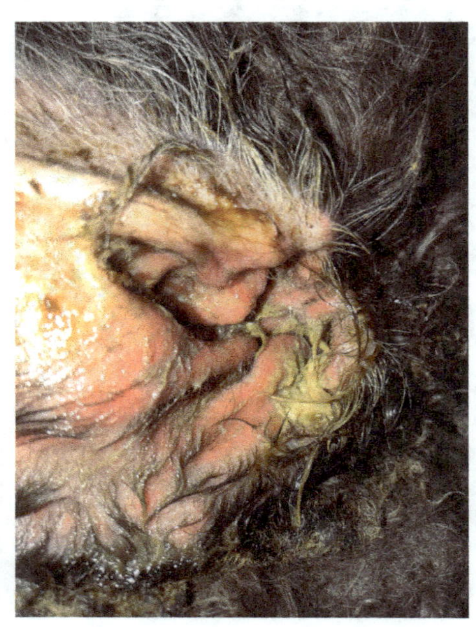

Paciente con otitis externa bilateral con erosiones debido a la infección bacteriana secundaria, en este caso por *Pseudomonas*. Con este aspecto del cerumen, entre amarillento y verdoso. Las otitis forman parte de la dermatología, pero no podemos tratar la otitis únicamente, hemos de contemplarla como un cuadro clínico dentro de la patología dermatológica del paciente. En este caso era un caso de alergia alimentaria.

Erosiones-otitis externa
(alergia alimentaria)

 Casos clínicos dermatológicos basados en lesiones cutáneas | Carlos Vich Cordón

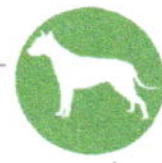

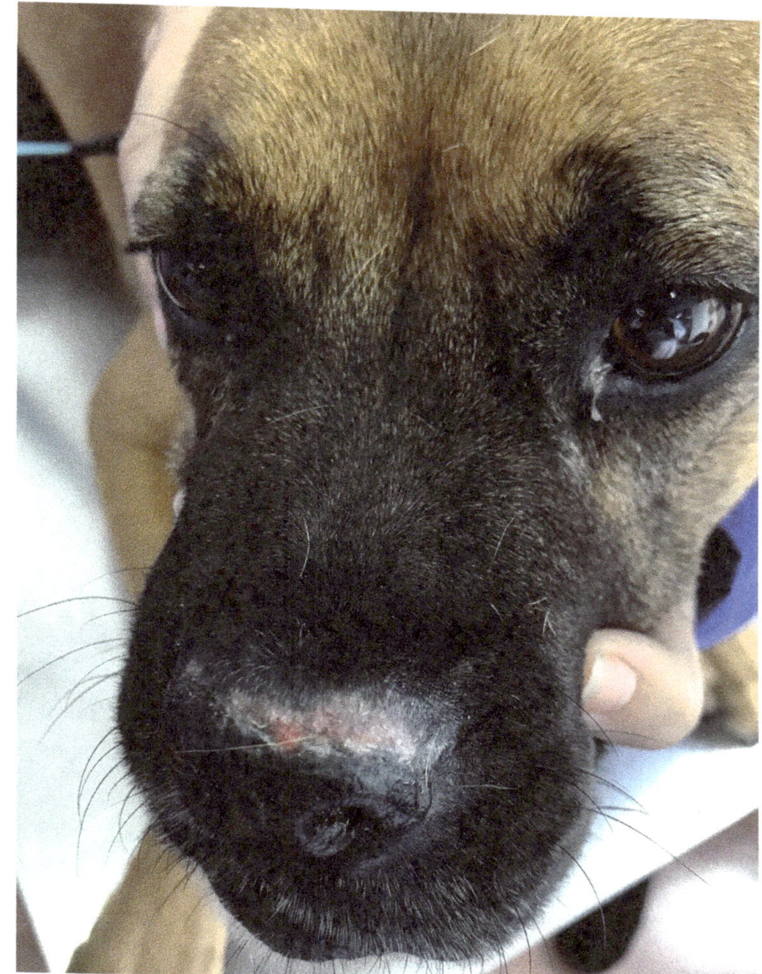

Paciente canino con esta banda lupoide con la presencia de erosiones. Citología, compatible con lupus, citología linfohistoplasmocitaria, citología piogranulomatosa, lupus eritematoso cutáneo.

Erosiones (lupus eritematoso cutáneo)

[**Clase práctica**]

ERÓSION

https://amazingbooks.es/caso-clinico-vich-13

2.4 ÚLCERA

Definición

Una úlcera es una lesión secundaria mucho más profunda que la erosión y que la escoriación, con lo que la definimos como una lesión profunda, abarcando todas las capas de la epidermis, la dermis, incluso, en muchas ocasiones el subcutáneo, con lo que la resolución de toda úlcera conlleva la producción de cicatrices.

Causas

Las causas más frecuentes son pioderma, sobre todo, pioderma profunda, vasculitis, leishmaniosis, micosis profundas, daño físico y químico, enfermedades autoinmunes. Todas estas causas pueden llegar a producir, como cuadro clínico, úlceras.

Tratamiento

Siempre que se pueda, el tratamiento va a ser etiológico. Y sabemos que tratando la causa evitaremos que haya más úlceras, y las que estén, como mínimo, que puedan tener una buena resolución. Aunque hemos de ser conscientes, y hemos de comentarlo siempre, que va a quedar cicatriz.

Prevalencia

El pastor alemán tiene una predisposición racial, así como el bull terrier, a presentar pioderma profunda, la que se denomina pioderma profunda del pastor alemán o del bull terrier. Vasculitis, sabemos que hay razas predispuestas a presentar vasculitis, como es el jack russell o el pastor alemán, también a nivel de las extremidades. Además tenemos otra enfermedad que causa úlceras, que es la dermatomiositis, que afecta a la piel y al músculo con especial predisposición racial en collie y shetland.

Casos prácticos

Para los casos prácticos, en este libro se han incluido vídeos didácticos donde se explica de forma sencilla cada uno de los conceptos referidos a las lesiones secundarias. De una forma sencilla, haciendo la lectura del QR con un smartphone o tablet, se puede acceder al vídeo explicativo que complementa a la lectura de cada capítulo.

 Casos clínicos dermatológicos basados en lesiones cutáneas | Carlos Vich Cordón

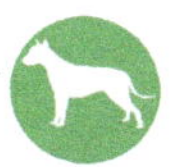

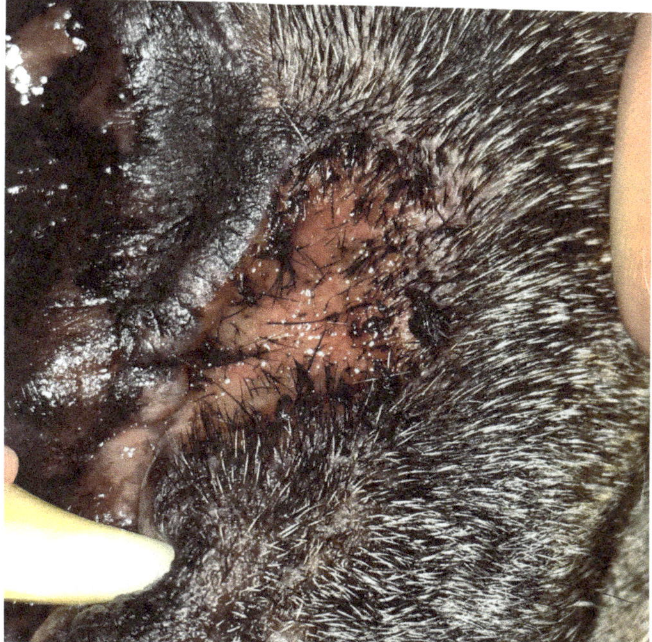

Observamos este paciente canino de raza mastín, con la presencia de úlceras a nivel perilabial debido a un intertrigo labial bilateral e infección bacteriana secundaria.

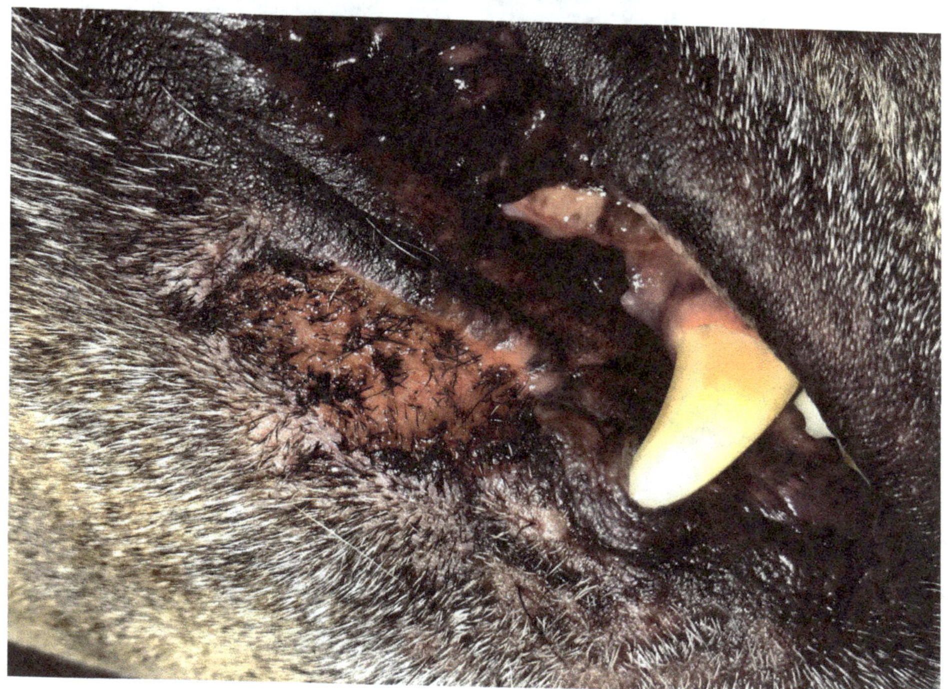

Úlcera (intertrigo labial)

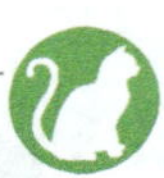

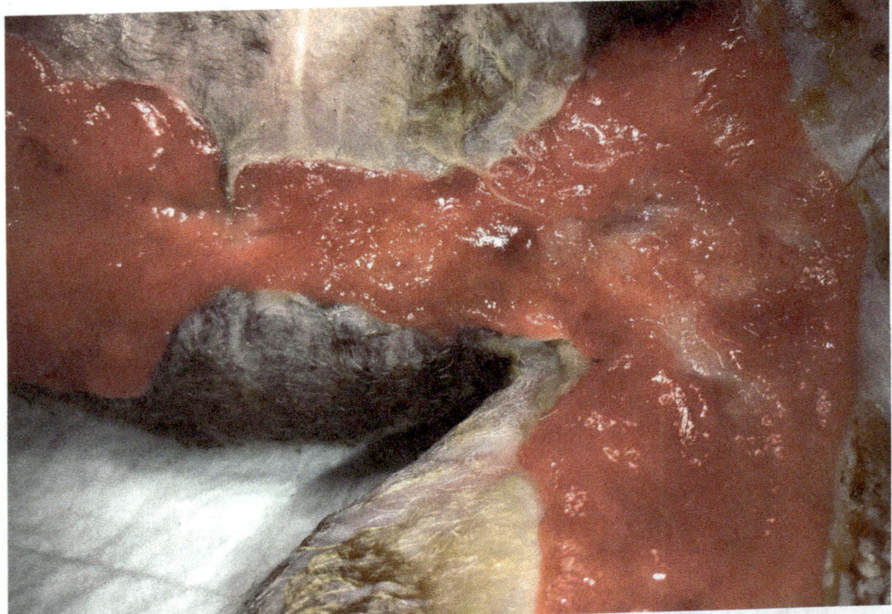

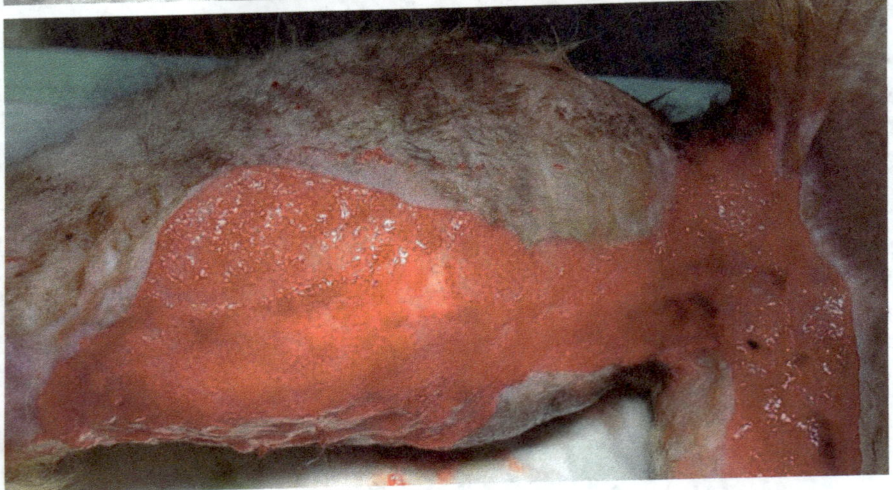

Úlcera (placa eosinofílica)

Paciente felino con una dermatosis ulcerativa crónica desde hace más de 1 año, abarcando toda la zona ventral. Le hice una citología por la técnica de la rajita, como denomino a la técnica de hacer una pequeña incisión vertical con una aguja y hacer una aposición. La citología fue diagnóstica total, con un infiltrado eosinofílico, con lo cual era una placa eosinofílica ulcerada de grandes dimensiones.

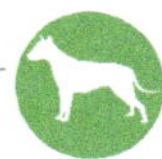

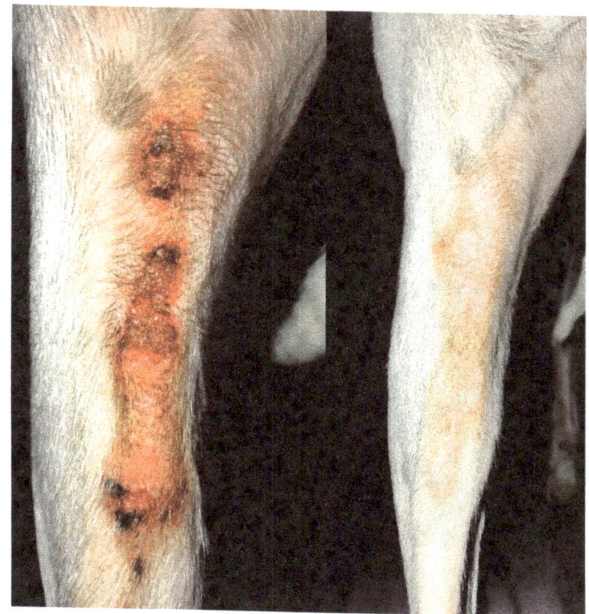

Paciente canino de raza galgo con la presencia de una dermatosis ulcerativa en la cara caudal de la extremidad posterior izquierda a modo de granuloma eosinofílico felino o DAPP, no obstante, en este caso era por una reacción a fármaco.

Úlcera (reacción a fármaco)

Paciente canino de raza pastor belga, con una úlcera enorme en varias topografías del organismo, sobre todo, salientes del organismo, por una vasculitis y una dermatopatía isquémica.

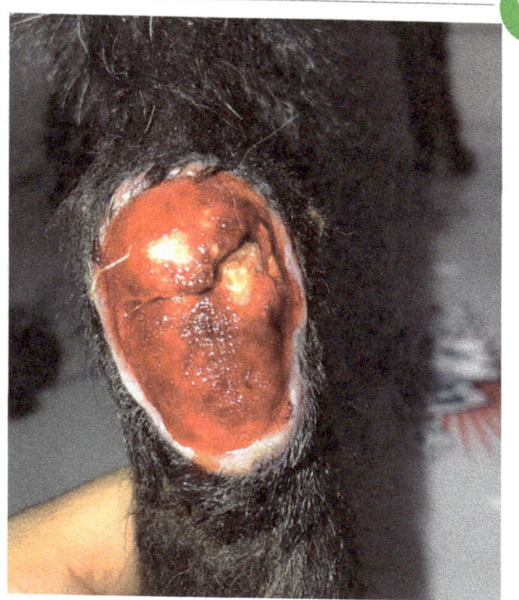

Úlcera (vasculitis)

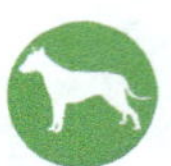

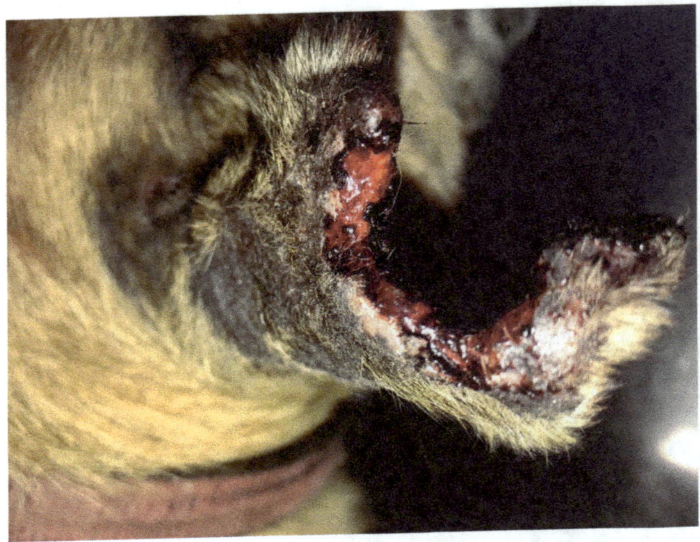

Úlcera
(vasculitis)

Paciente canino con vasculitis en el pabellón auricular, con la presencia de úlceras y pérdida de tejido (necrosis del tejido) una de las características, junto con la úlcera, de una vasculitis.

Paciente felino con la presencia de úlceras en el pabellón auricular, no por vasculitis, sino por un carcinoma de células escamosas.

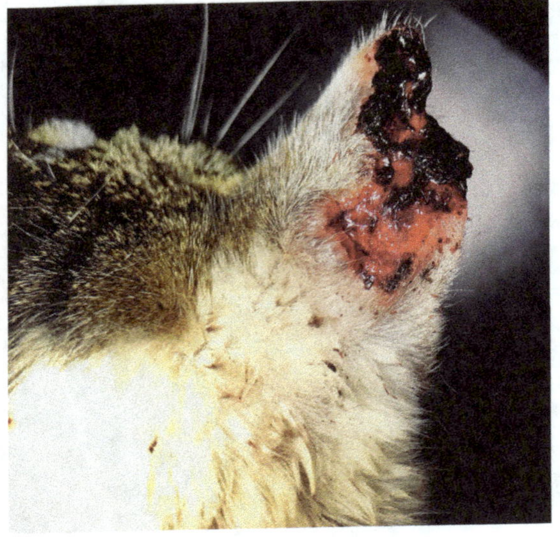

Úlcera (CCE)

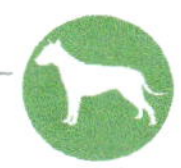

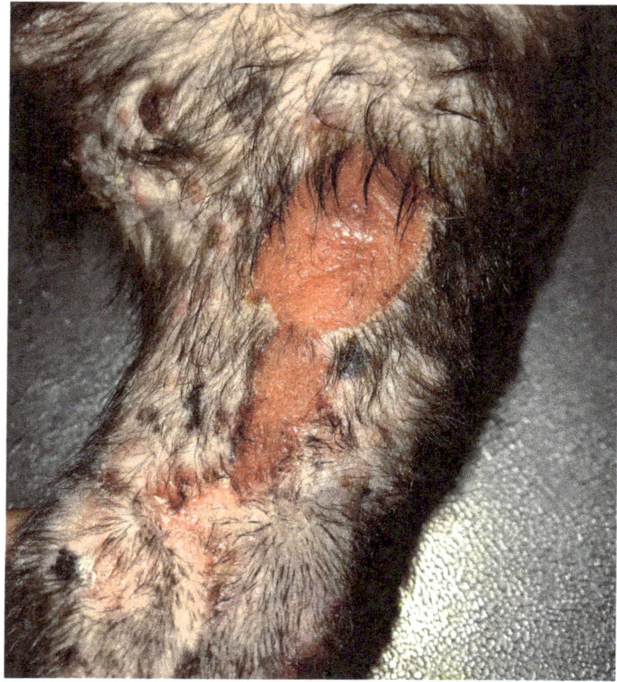

Paciente canino, con úlceras de grandes dimensiones y fístulas, indicando la presencia de una pioderma profunda

*Úlcera
(pioderma profunda)*

Paciente que vive en la montaña, en una zona de mucho frío y nieve. La presencia de úlceras con necrosis, de nuevo en el pabellón auricular, indican la presencia de vasculitis, y en estos casos hay que tener en cuenta que es muy probable la vasculitis por frío: *cold agglutinin disease.*

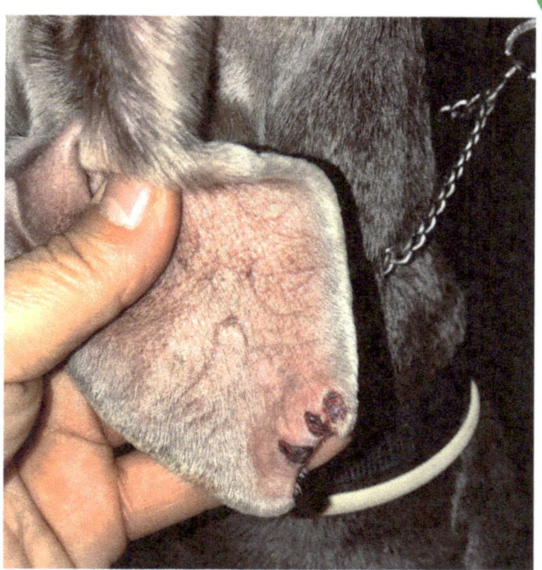

Úlceras (vasculitis-leishmaniosis)

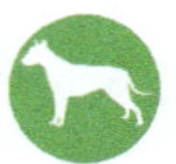

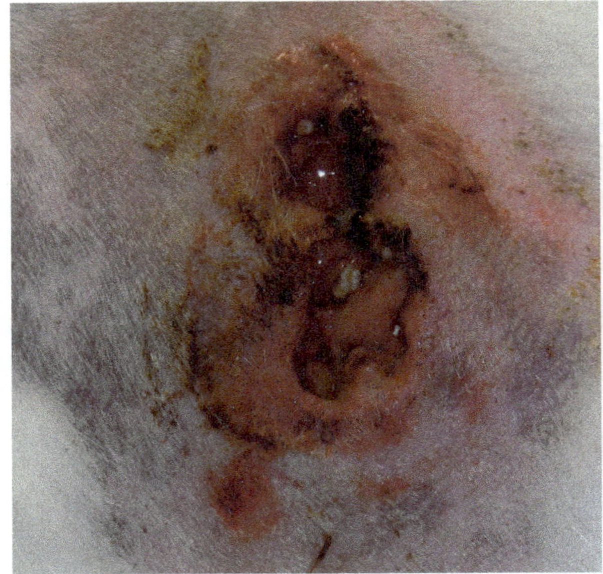

Paciente canino, de raza bulldog inglés, con la presencia de úlceras profundas donde observamos cómo emerge el tejido subcutáneo. Se observa grasa. Con lo cual tenemos una celulitis, una paniculitis. En la mayoría de casos es autoinmune o inmunomediada estéril aunque parezca que hay pus por la presencia de tejido graso.

Úlceras (paniculitis)

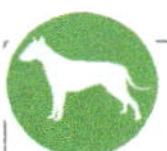

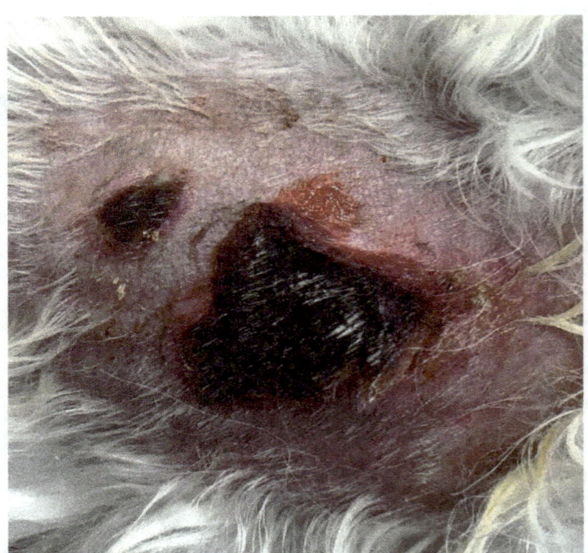

Paciente canino con una lesión ulcerada en la zona interescapular, característica topografía y tipo de lesiones de paniculitis postinyección.

Úlcera (paniculitis postinyección)

 Casos clínicos dermatológicos basados en lesiones cutáneas | Carlos Vich Cordón

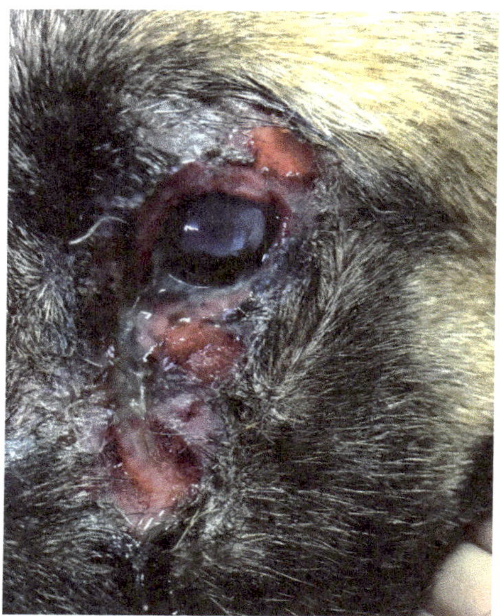

Paciente canino de raza pastor alemán, con la presencia de úlceras perioculares localizadas en la unión mucocutánea, del ojo en este caso, y característico de una pioderma mucocutánea. La causa número uno, atopia, la causa número dos, déficit de IgA. Observamos otra imagen del paciente, y afectación de la unión mucocutánea.

Ni que decir tiene que además de valorar IgA también es recomendable valorar IgG e IgM para comprobar el estado de la respuesta humoral del paciente.

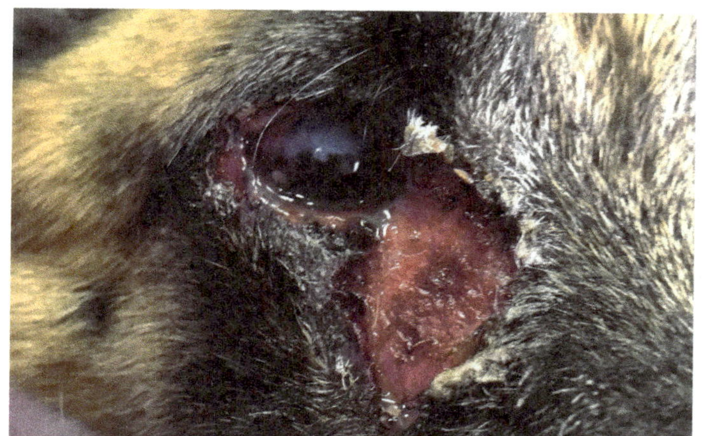

Úlceras (PMC)

https://amazingbooks.es/caso-clinico-vich-14

2.5 LIQUENIFICACIÓN

Definición

La liquenificación se define como una lesión secundaria basada en un incremento del grosor de toda la epidermis. La epidermis se hace grande, aumenta de tamaño en toda su dimensión, normalmente es debido a inflamación crónica, a prurito crónico, y suele ir asociada a otra lesión secundaria, la hiperpigmentación.

Causas

La causa más frecuente de liquenificación es cualquier dermatosis pruriginosa crónica, *ergo* dermatosis inflamatorias. Dentro de estas, las más frecuentes son DAPP, atopia, alimentaria, sarcóptica. Y, por otra parte, si hay cronicidad, también con la aparición de infecciones secundarias, que incrementan la liquenificación, con lo cual es muy característico observar también la presencia de *Malassezia*, que exacerba esta liquenificación.

Tratamiento

En el tratamiento es fundamental tratar e identificar las patologías secundarias. Hemos dicho que en las criptas, porque la liquenificación hace como unas montañas, en los valles de las montañas crece con facilidad *Malassezia*. Hemos de tratar las infecciones secundarias, sobre todo *Malassezia*, y hemos de tratar la causa primaria, sobre todo, atopia.

Prevalencia

En gatos, la liquenificación prácticamente es inexistente, no se observa prácticamente nunca liquenificación. En cambio, en el perro es altamente frecuente, todas las que tengan predisposición a la hipersensibilidad ambiental, a la atopia, porque la liquenificación se observa en zonas desprovistas de pelo, en zonas glabras. Se observa con facilidad en razas como yorkshire terrier, bóxer, West Highland White Terrier, y es muy frecuente en shar pei, pastor alemán.

Casos prácticos

Para los casos prácticos, en este libro se han incluido vídeos didácticos donde se explica de forma sencilla cada uno de los conceptos referidos a las lesiones secundarias. De una forma sencilla, haciendo la lectura del QR con un smartphone o tablet, se puede acceder al vídeo explicativo que complementa a la lectura de cada capítulo.

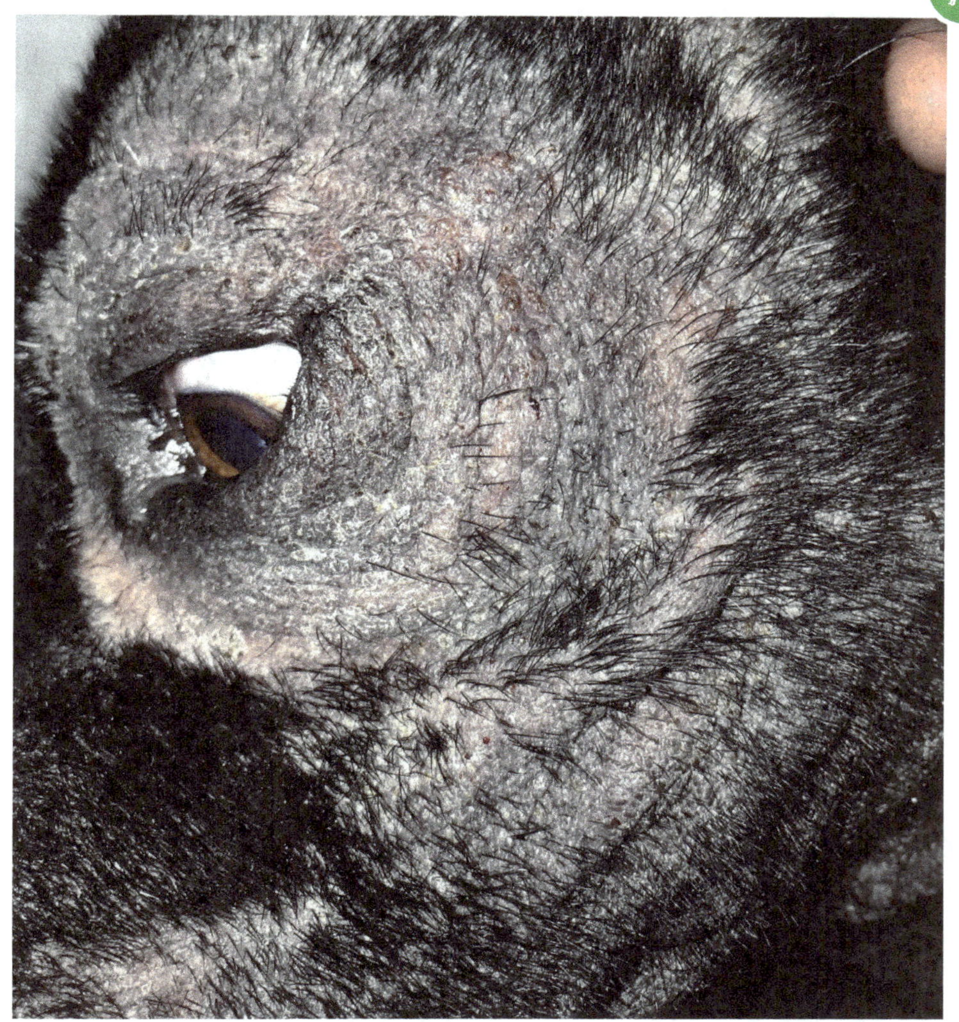

Liquenificación (atopia)

Observamos este paciente canino de raza pitbull, con una dermatosis crónica. Evidentemente, toda dermatosis crónica conlleva la presencia de lesiones secundarias, como alopecia, en este caso, hiperpigmentación y liquenificación. Por otra parte, también podemos observar la presencia de seborrea secundaria, debido a la misma inflamación y a la infección secundaria por *Malassezia*, con lo cual vemos que el paciente presenta liquenificación que a modo coloquial, se observa como piel de elefante.

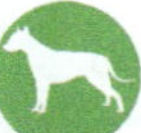

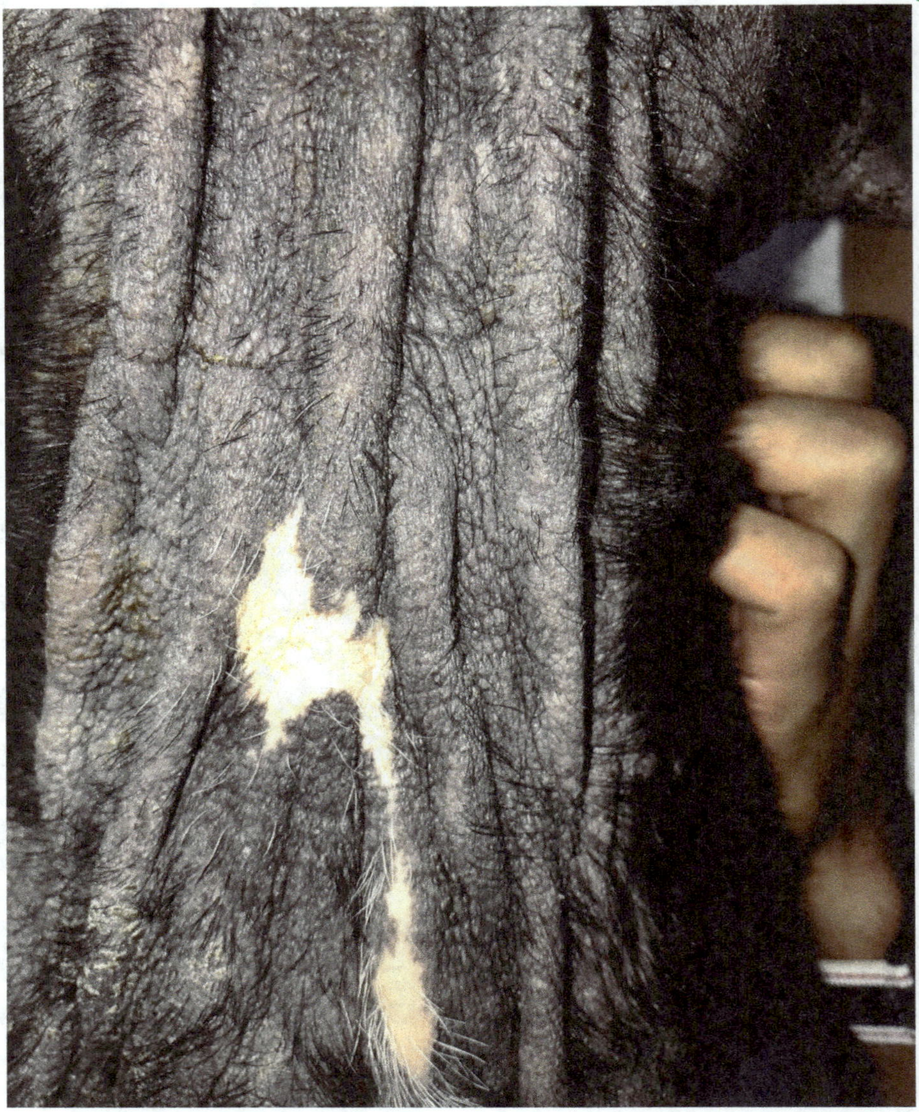

Liquenificación (atopia)

Observamos liquenificación en el cuello, en el mismo paciente, con alopecia secundaria, descamación secundaria, hiperpigmentación secundaria y la liquenificación, donde tendremos que tomar muestra de las criptas con hisopo, porque hay *Malassezia* siempre en esta topografía de cuello. Las imágenes evidencian la presencia de una atopia de base.

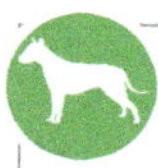

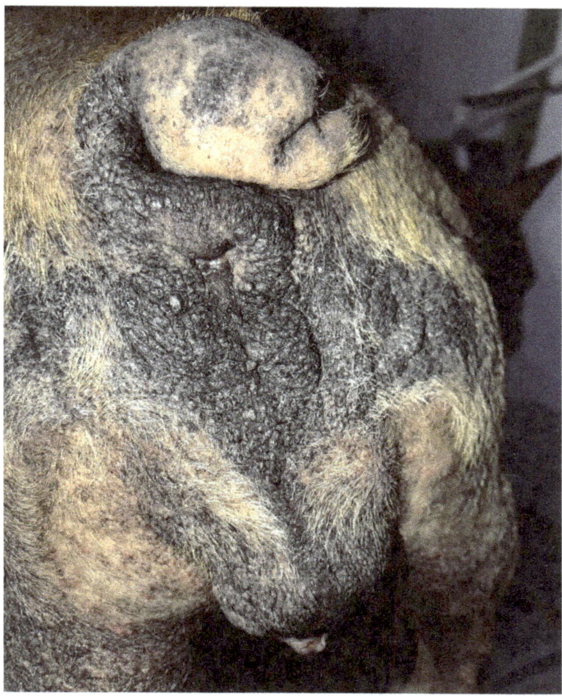

Liquenificación (endocrinopatía)

Observemos este caso de este bulldog inglés, paciente canino, con una endocrinopatía, que conlleva una infección secundaria por *Malassezia* que produce liquenificación crónica, junto con alopecia e hiperpigmentación.

Observamos las lesiones en las zonas glabras, que van creciendo y van subiendo a nivel dorsal, con lo cual tenemos piel de elefante, liquenificación, hiperpigmentación, debido a un sobrecrecimiento exageradísimo de *Malassezia*.

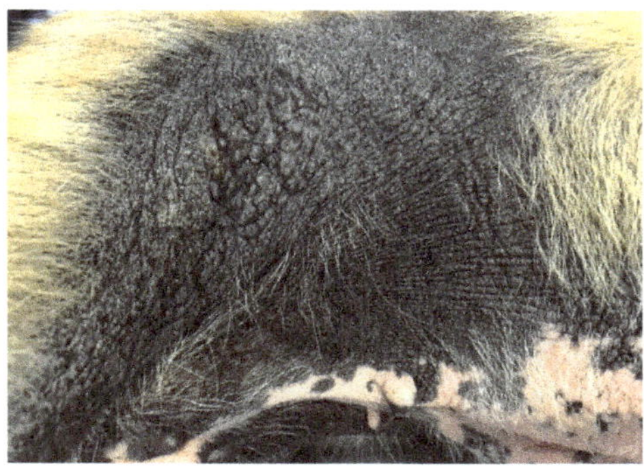

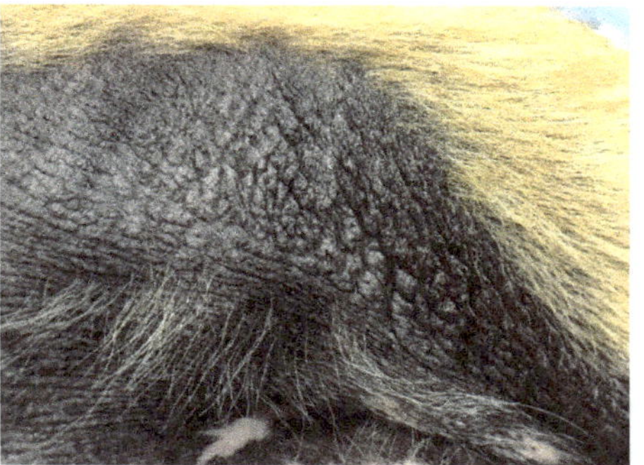

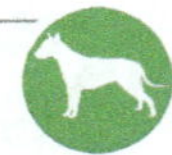

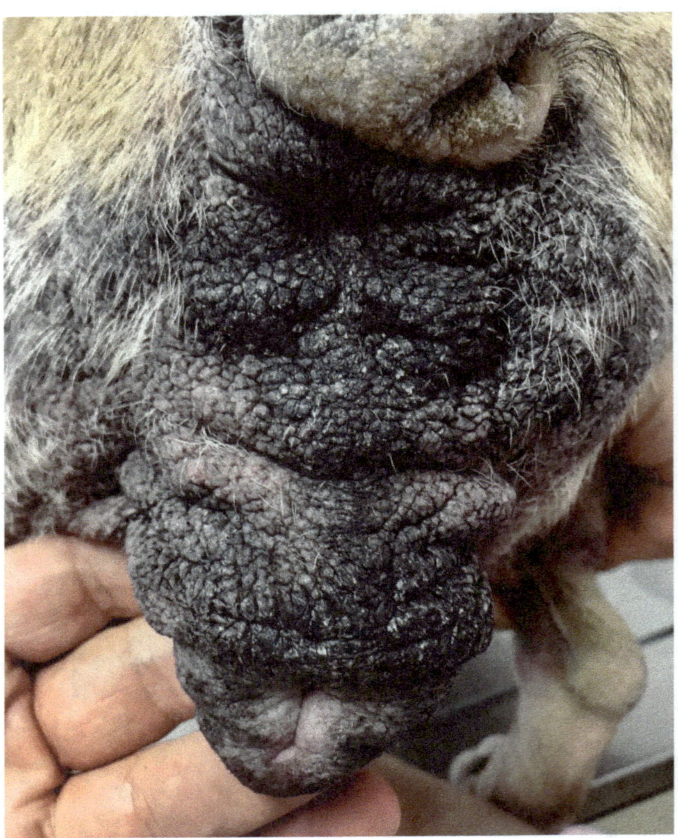

Observamos esta paciente canina con hiperplasia vulvar brutal, debido a la presencia de un síndrome ovárico tipo I, que comporta una inmunosupresión y un sobrecrecimiento de la microbiota cutánea, sobre todo, *Malassezia*, y posterior liquenificación e hiperpigmentación.

Liquenificación
(endocrinopatía)

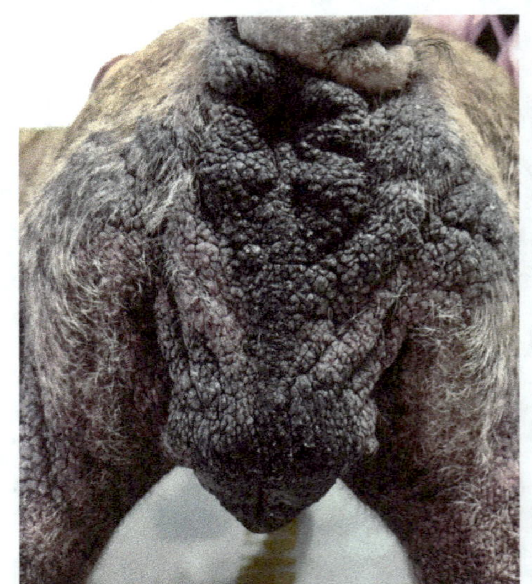

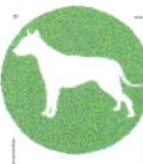

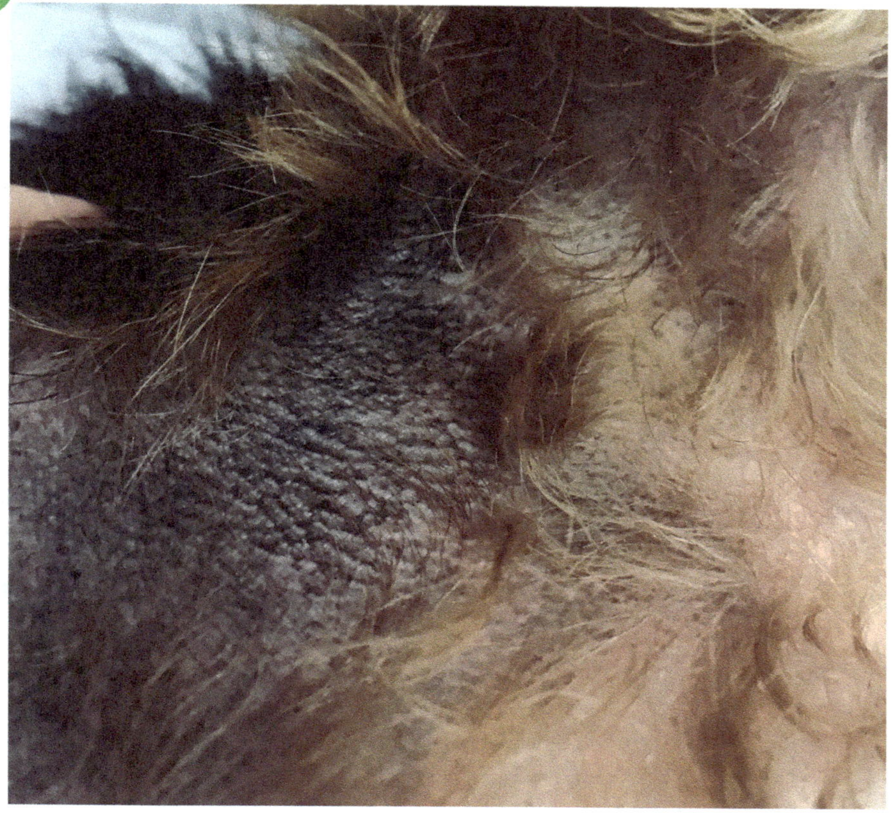

Liquenificacíón (atopia y Malassezia)

Paciente canino de raza yorkshire terrier, con liquenificación, observamos también el aspecto de piel de elefante con hiperpigmentación, incremento de la pigmentación cutánea por inflamación crónica, ambas lesiones indican una dermatosis inflamatoria y pruriginosa crónica, con lo cual tenemos una atopia y *Malassezia*.

[**Clase práctica**]

LIQUENIFICACIÓN

https://amazingbooks.es/caso-clinico-vich-15

2.6 HIPERPIGMENTACIÓN

Definición

La hiperpigmentación es una lesión secundaria que se define como incremento en la pigmentación cutánea.

Causas

La mayoría de las veces es por inflamación crónica, que va acompañada de liquenificación, endocrinopatía o melanosis, y puede ser benigna, con lo cual, la causa más importante de hiperpigmentación es prurito crónico, así como liquenificación, que van unidas en casos de prurito crónico.

La causa número uno que produce hiperpigmentación serían las dermatosis pruriginosas, dermatosis inflamatorias, aunque también, y dependiendo de la topografía y el cuadro clínico, hay que pensar siempre en dermatosis endocrinas.

Tratamiento

El tratamiento siempre comporta identificar la causa de esta hiperpigmentación secundaria, con lo cual, si el paciente tiene prurito crónico, tendremos que identificar la causa y tratarla. Una vez controlemos el prurito, es mucho más lento de recuperar la hiperpigmentación que la liquenificación, pero se irá absorbiendo el exceso de pigmento.

Prevalencia

La hiperpigmentación es muchísimo más frecuente en el perro que en el gato. En el gato es anecdótica, prácticamente solo se ve en una raza, en el siamés, que presenta una enzima que facilita, en casos de dermatosis inflamatorias, que la piel se hiperpigmente. En el perro no hay una predisposición racial, pero sí que sabemos que cualquier paciente con predisposición racial para atopia, si esta no está controlada y presenta inflamación crónica, conlleva antes o después la presencia de hiperpigmentación.

Casos prácticos

Para los casos prácticos, en este libro se han incluido vídeos didácticos donde se explica de forma sencilla cada uno de los conceptos referidos a las lesiones secundarias. De una forma sencilla, haciendo la lectura del QR con un smartphone o tablet, se puede acceder al vídeo explicativo que complementa a la lectura de cada capítulo.

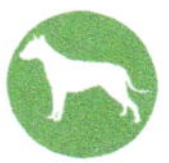

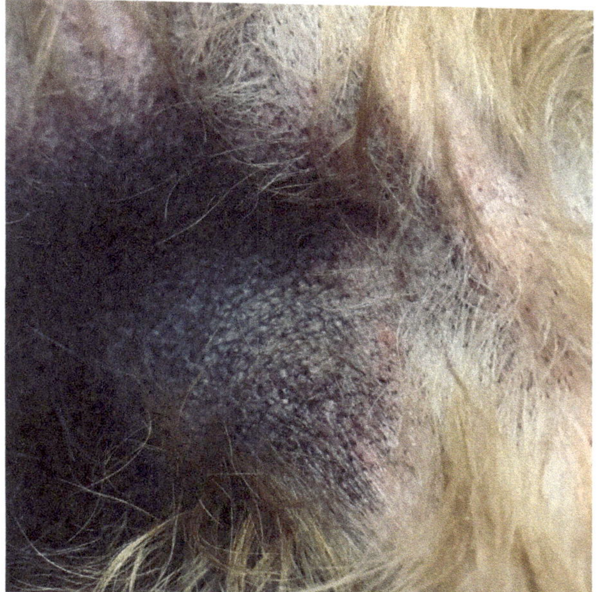

Aquí observamos un paciente canino de raza yorkshire terrier, con la zona inguinal con hiperpigmentación que, en este caso, es más evidente que la liquenificación. Y es debido, en la zona inguinal, una zona glabra, por atopia.

Hiperpigmentación (atopia)

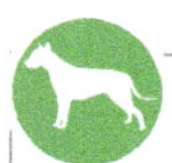

Caso de ictiosis en un golden retriever. Paciente canino que presenta este defecto de queratinización con carácter genético, ya que los golden retriever sabemos que tienen una mutación en un gen que facilita la presencia de un estado queratoseborreico, y la instauración de ictiosis, enfermedad que en medicina humana también existe. Pero en casos crónicos se acaban hiperpigmentando.

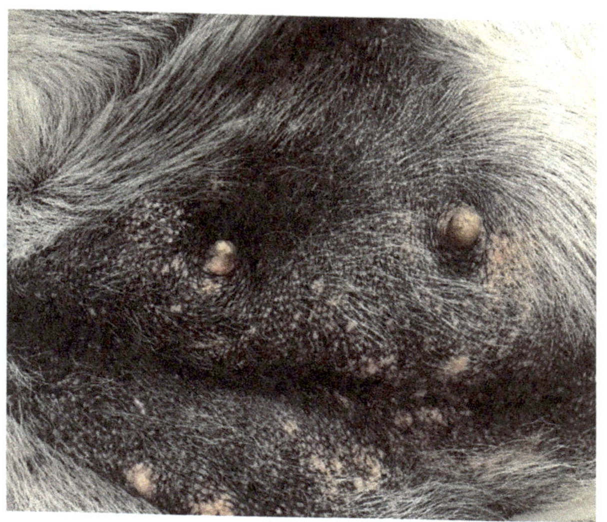

Hiperpigmentación (ictiosis)

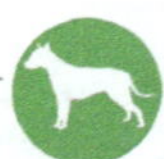

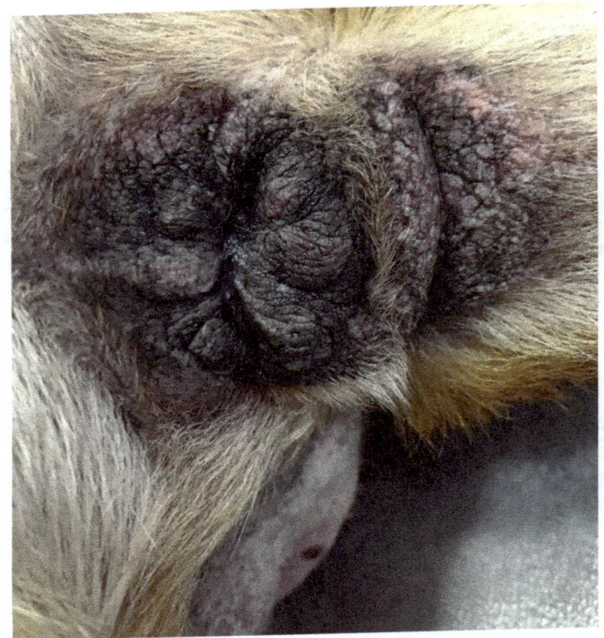

Paciente canino de raza beagle con la presencia de hiperpigmentación anal y perianal, junto con liquenificación, en un caso muy compatible con alergia alimentaria.

Hiperpigmentación (alergia alimentaria)

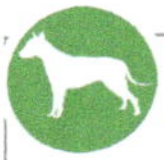

Paciente canino con hiperpigmentación en el tronco y en la cola, de raza pomerania. Característico de esta raza la presencia de endocrinopatías, que conllevan alopecia e hiperpigmentación, y en este caso era alopecia X.

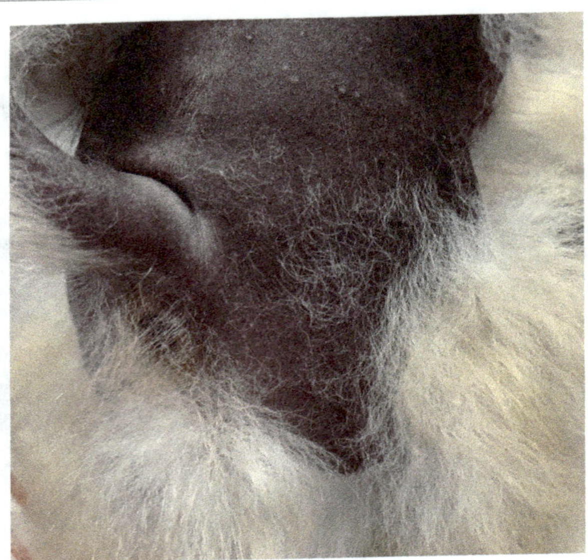

Hiperpigmentación (endocrinopatía)

Casos clínicos dermatológicos basados en lesiones cutáneas | Carlos Vich Cordón

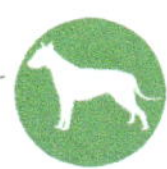

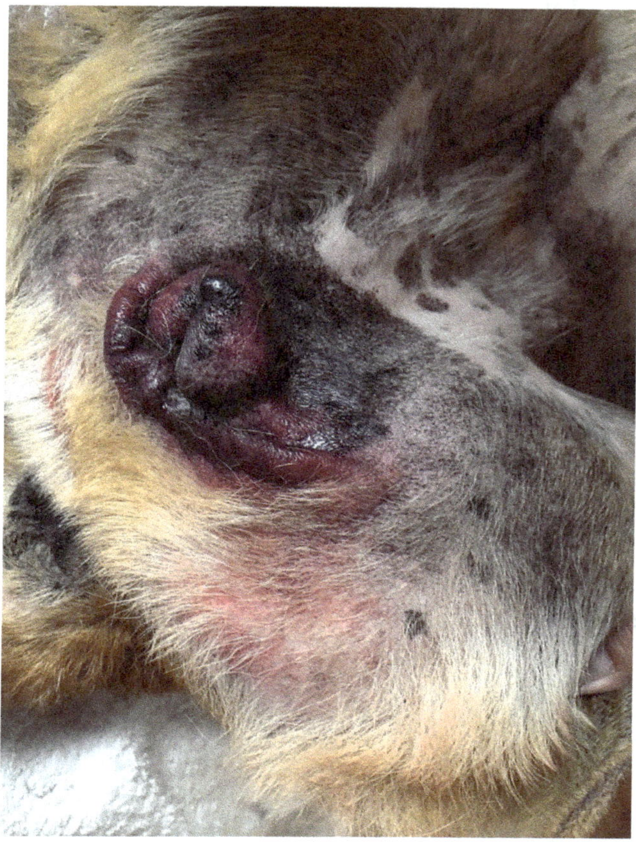

Hiperpigmentacion-eritema (PMC)

Hiperplasia vulvar con hiperpigmentación y zonas de eritema, donde se evidencia la zona aguda actual eritematosa, la zona crónica hiperpigmentada y una hiperplasia vulvar en una paciente de raza bóxer, con lo cual evidencia la presencia de una dermatosis endocrina de origen ovárico.

[Clase práctica]

HIPERPIGMENTACIÓN

https://amazingbooks.es/caso-clinico-vich-16

Definición

Es una lesión secundaria caracterizada por un incremento en el grosor del estrato córneo. Hablábamos antes de que la liquenificación era toda la epidermis, aquí no, aquí solo el estrato córneo. Es una lesión que podemos observar en enfermedades muy concretas, como, por ejemplo, pénfigo foliáceo, dermatosis responsiva al zinc, defectos de queratinización, leishmaniosis y síndrome hepatocutáneo. Básicamente, son enfermedades que pueden producir una hiperqueratosis secundaria. Normalmente, todas estas, cuatripodal.

Causas

En la hiperqueratosis, las causas son metabólicas, endocrinas, parasitarias o nutricionales. Dermatosis responsiva al zinc, que sabemos que hay dos síndromes: el síndrome tipo I, que es genético, en el cual el paciente es incapaz de absorber el zinc intestinal, y el síndrome tipo II, que es normalmente por un aporte de fitatos en la dieta. Los fitatos son componentes de los cereales.

Otra posibilidad, otro diagnóstico diferencial, sería la leishmaniosis y también el pénfigo foliáceo, que aparte de una dermatosis pustulosa y de una dermatosis costrosa o una dermatosis de las uniones mucocutáneas, se presenta a veces como un cuadro clínico en el perro, no tanto en el gato, de hiperqueratosis plantar.

Defectos de queratinización pueden verse también con presencia de hiperqueratosis plantar, junto con otros cuadros clínicos de defectos de queratinización, como son seborrea, *follicular casts*, otitis ceruminosa.

Por último, en el síndrome hepatocutáneo suelen ser pacientes muy mayores que presentan una patología hepática o pancreática, normalmente degenerativa, con la presencia de fibrosis, cirrosis o neoplasias que acaban alterando el metabolismo de la producción de queratina.

Mención especial también a dos genodermatosis que comportan la presencia de hiperqueratosis plantar cuatripodal severa, como son la hiperqueratosis plantar del dogo de Burdeos y la acrodermatitis letal del bull terrier. La primera es una hiperqueratosis genética, en el dogo de Burdeos, que comporta dificultad de locomoción, intolerancia al ejercicio, pero que tiene tratamiento, mientras que la acrodermatitis letal del bull terrier son pacientes que acaban muriendo muy jóvenes por bronconeumonía.

Tratamiento

El tratamiento de toda hiperqueratosis va a ser tratar la causa. Así pues, dermatosis responsiva al zinc, síndrome tipo I: suplementación de por vida con sulfato de zinc; tipo II: eliminar los fitatos de la dieta; leishmaniosis: tratar la leishmaniosis; defectos de queratinización y la hiperqueratosis plantar del dogo de Burdeos: normalmente con retinol no funcionan, con lo cual tendremos que utilizar retinoides sintéticos; síndrome hepatocutáneo: cuando ya el paciente presenta hiperqueratosis plantar, está en un estado de no retorno. Y, por último, el pénfigo foliáceo: tratamiento del mismo con inmunosupresores en el pénfigo foliáceo canino: ciclosporina, glucocorticoides, omega 3, azatioprina, dependiendo de cada caso. Y en el caso del pénfigo foliáceo felino, nunca azatioprina, porque es tóxico, mortal de necesidad, con lo cual: ciclosporina, omega 3, glucocorticoides y clorambucilo.

Prevalencia

La hiperqueratosis, a todas luces, es mucho más frecuente, dentro de que es poco frecuente, en el perro que en el gato. Por lo que respecta al síndrome tipo I de la dermatosis responsiva al zinc, sobre todo, razas nórdicas: samoyedo, husky, alaska. Mientras que, por ejemplo, en el dogo de Burdeos y la leishmaniosis no hay predisposición racial y en el pénfigo, tampoco. Los defectos de queratinización sí que es verdad que hay razas predispuestas como labrador, golden, cócker, beagle, westy, que acaban presentando también hiperqueratosis plantar.

Casos prácticos

Para los casos prácticos, en este libro se han incluido vídeos didácticos donde se explica de forma sencilla cada uno de los conceptos referidos a las lesiones secundarias. De una forma sencilla, haciendo la lectura del QR con un smartphone o tablet, se puede acceder al vídeo explicativo que complementa a la lectura de cada capítulo.

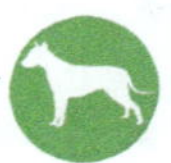

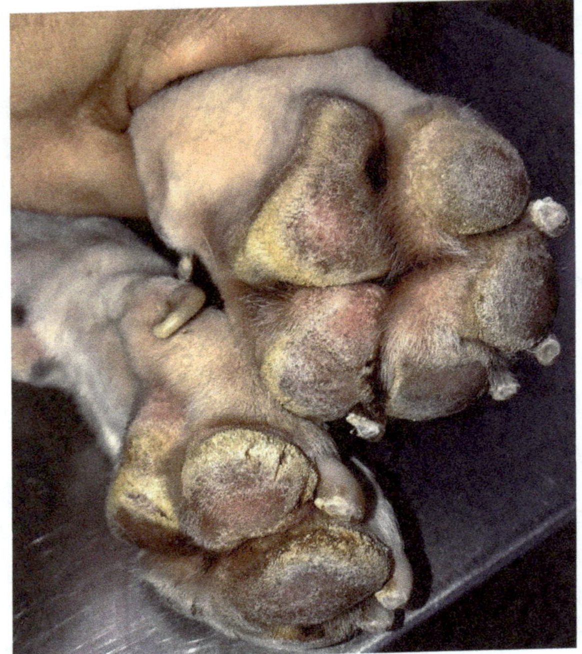

Paciente canino con hiperqueratosis plantar cuatripodal, que le permitía hacer vida normal, pero es muy dura y acaba produciendo cojeras en muchas ocasiones. Es un paciente con un defecto de queratinización.

Hiperqueratosis (defecto de queratinización)

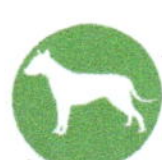

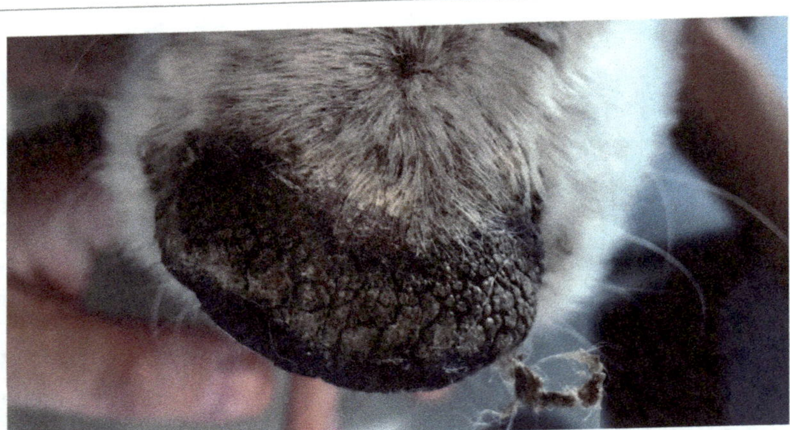

Hiperqueratosis (pénfigo foliáceo)

Hiperqueratosis en este caso, ya no en los cojinetes sino en la trufa. Observamos esta trufa de este paciente con costras en un caso de pénfigo foliáceo. Observad la presencia de esta estructura queratinizada, de esta hiperqueratosis, que se denomina cuerno cutáneo.

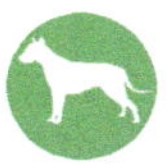

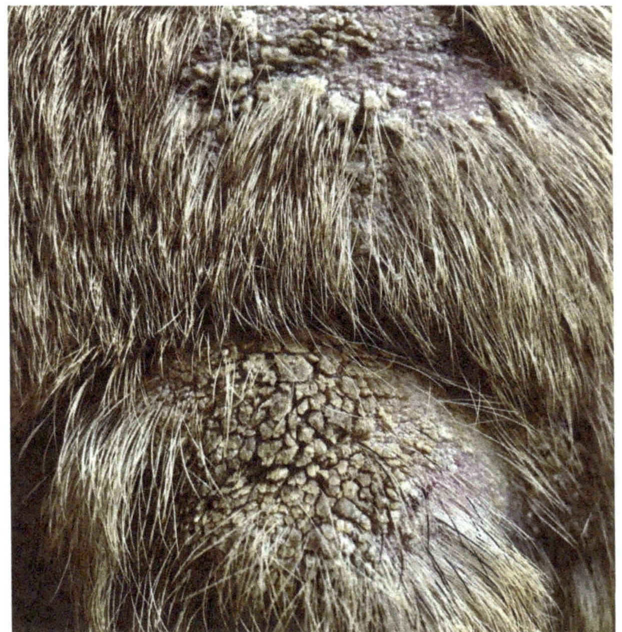

Paciente canino, raza bulldog inglés, con un defecto de queratinización, con la presencia de hiperqueratosis a nivel dorsal.

Hiperqueratosis (defecto de queratinización)

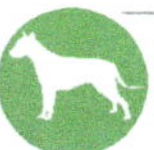

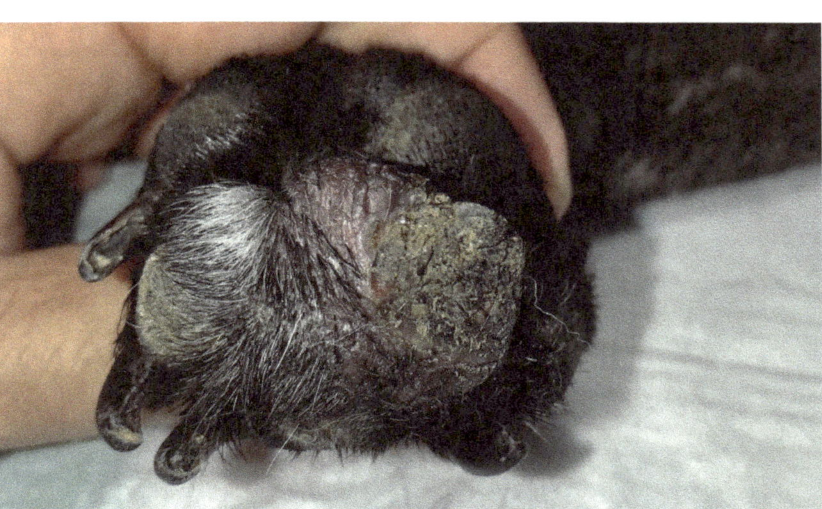

Hiperqueratosis (defecto de queratinización)

Paciente bulldog francés con cojera por pododermatitis por la presencia de esta hiperqueratosis que le impedía una correcta locomoción.

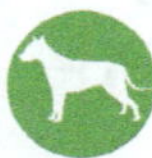

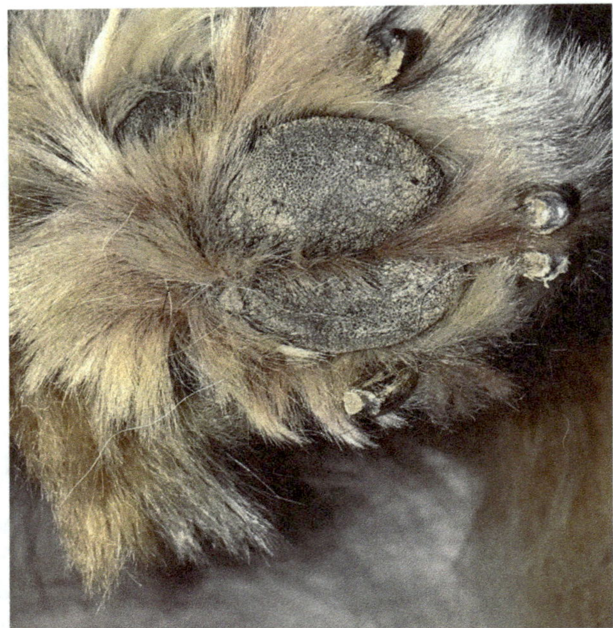

Paciente con hiperque-ratosis plantar cuatripo-dal por la presencia de leishmaniosis.

Hiperqueratosis (leishmaniosis)

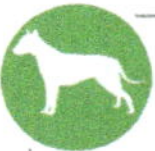

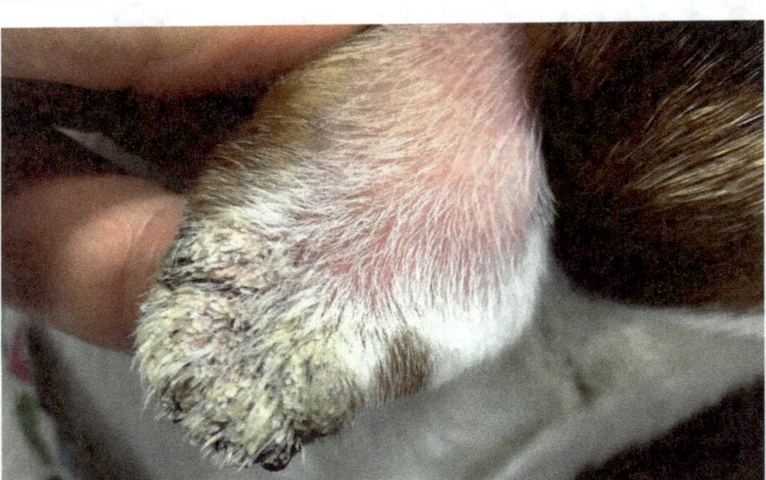

Hiperqueratosis (dermatosis responsiva al zinc)

Paciente canino con hiperqueratosis en el pabellón auricular. Es un caso de dermatosis responsiva al zinc.

 Casos clínicos dermatológicos basados en lesiones cutáneas | Carlos Vich Cordón

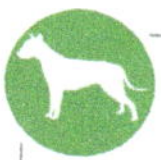

Hiperqueratosis en el pabellón auricular y de dermatosis responsiva al zinc.

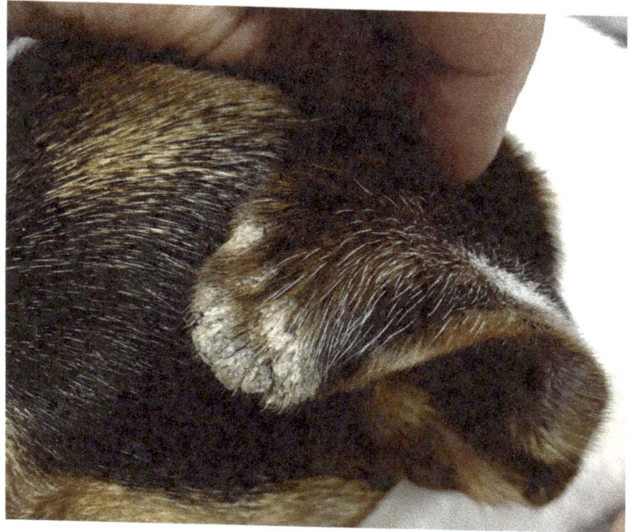

Hiperqueratosis (dermatosis responsiva al zinc)

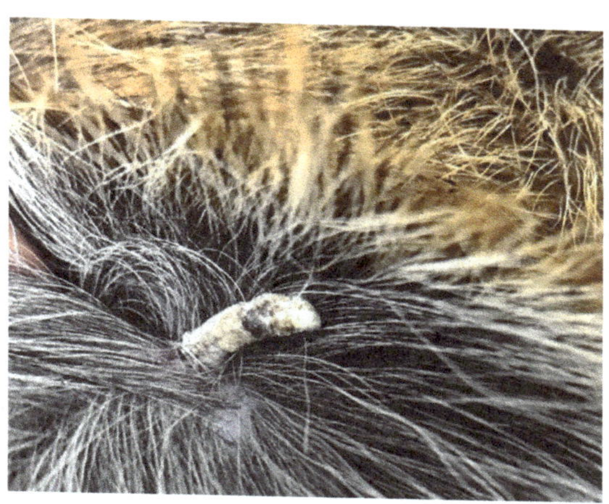

Hiperqueratosis (cuerno cutáneo)

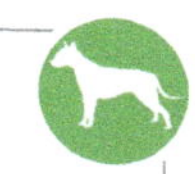

Y, por último, esta estructura queratinizada, esta hiperqueratosis, con un buen pedúnculo a nivel cutáneo, es una imagen característica de un cuerno cutáneo.

[**Clase práctica**]

HIPERQUERATOSIS

https://amazingbooks.es/caso-clinico-vich-17

2.8 FÍSTULA

Definición

Como fístula se entiende una lesión secundaria caracterizada por la comunicación del interior al exterior de una inflamación o una infección profunda.

Causas

En general, van a ser causas que proyecten una inflamación o una infección que se vaya abriendo paso hacia el exterior, hasta que abre un orificio y fistuliza. Las fístulas más frecuentes son: demodicosis, cuerpos extraños, micosis profunda, pioderma profunda y leishmaniosis, con lo cual, va a ser fundamental, ante toda fístula, la realización de citología y, si sospechamos de demodicosis, tricograma.

Tratamiento

El tratamiento de toda fístula va a ser siempre tratar la causa primaria. En la demodicosis trataremos *Demodex*, haremos un tratamiento específico para demodicosis, junto con, si hay o no, presencia de pioderma, que entonces hablaremos de piodemodicosis. En el caso de pioderma profunda, trataremos esta pioderma profunda, pero, a su vez, investigaremos la causa, porque sabemos que cuando es generalizada indica inmunosupresión del paciente. Micosis profunda, haremos un tratamiento exhaustivo de la micosis profunda, porque en muchos casos también son zoonosis. Leishmaniosis, haremos un tratamiento sistémico para poder controlar la *Leishmania* y, a su vez, que desaparezcan los síntomas cutáneos, entre ellos las fístulas. Y el cuerpo extraño, en el supuesto de que sea una fístula por cuerpo extraño, extracción.

Prevalencia

Sin duda, excepto en casos muy concretos, por ejemplo, de micobacteriosis felina, las fístulas son mucho más frecuentes en el perro que en el gato. Existe también en el perro una particularidad en razas de pelo corto que presentan a nivel interdigital granulomas interdigitales que acaban fistulizando, que se denomina displasia folicular de los anejos. Las razas de pelo corto tienen más predisposición para presentar fístulas interdigitales que las razas de pelo largo, pero por el resto no hay mayor predisposición.

Casos clínicos dermatológicos basados en lesiones cutáneas | Carlos Vich Cordón

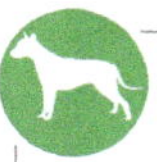

Casos prácticos

Para los casos prácticos, en este libro se han incluido vídeos didácticos donde se explica de forma sencilla cada uno de los conceptos referidos a las lesiones secundarias. De una forma sencilla, haciendo la lectura del QR con un smartphone o tablet, se puede acceder al vídeo explicativo que complementa a la lectura de cada capítulo.

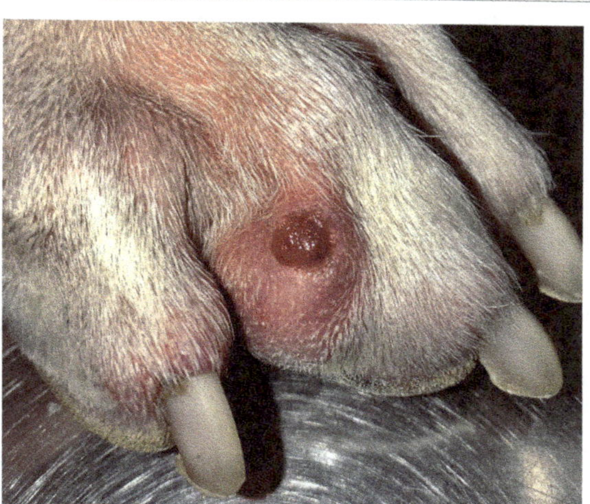

Paciente canino con fístula interdigital debido a la comunicación con el exterior de este granuloma interdigital. En este paciente de raza de pelo corto con la presencia de una displasia folicular de los anejos.

Fístula (displasia folicular de los anejos)

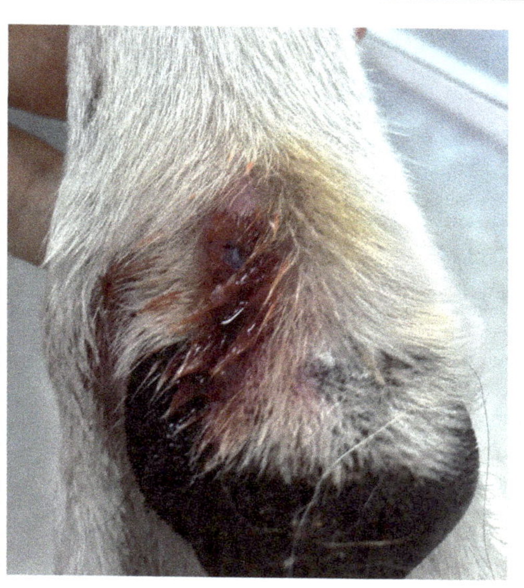

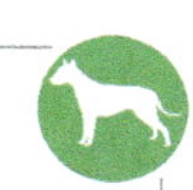

Cuadro clínico en este paciente canino y topografía característica de fístulas por una pioderma metatarsiana.

Fístula
(pioderma metatarsiana)

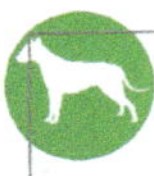

Fístulas interdigitales en este paciente de raza golden, debido a pioderma profunda.

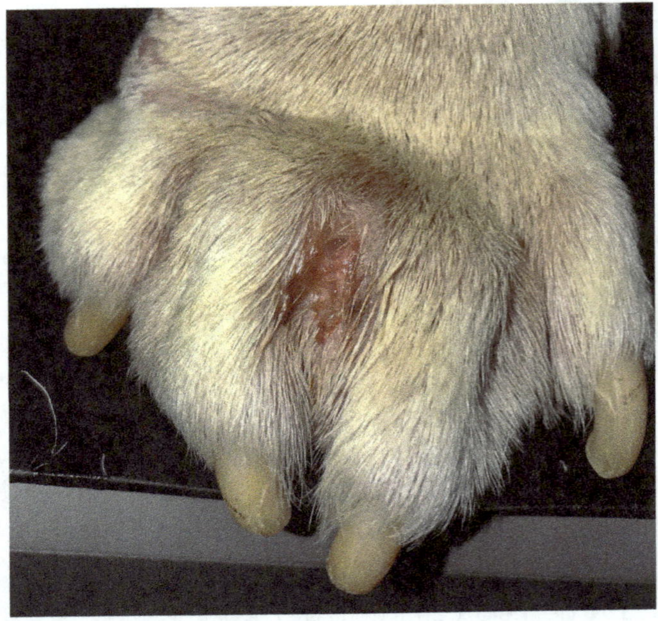

Fístula
(pioderma profunda)

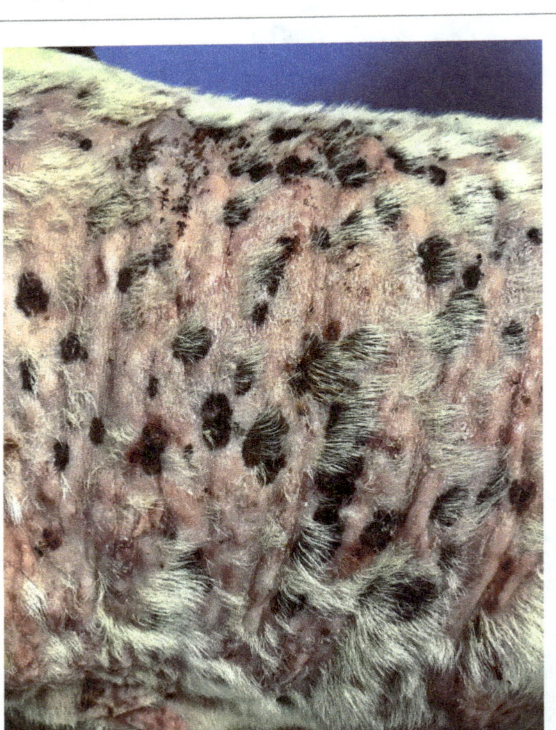

Paciente canino de raza dogo argentino, con la presencia de carcinoma de células escamosas y de úlceras y fístulas.

Fístulas (carcinoma
de células escamosas)

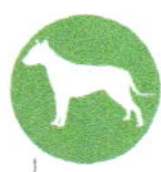

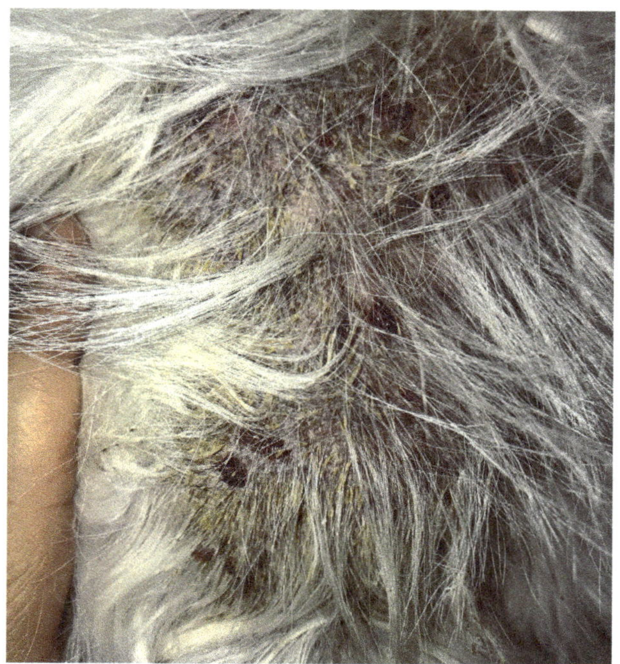

West Highland White Terrier, paciente canino con fístulas por la presencia de demodicosis.

Fístulas (demodicosis)

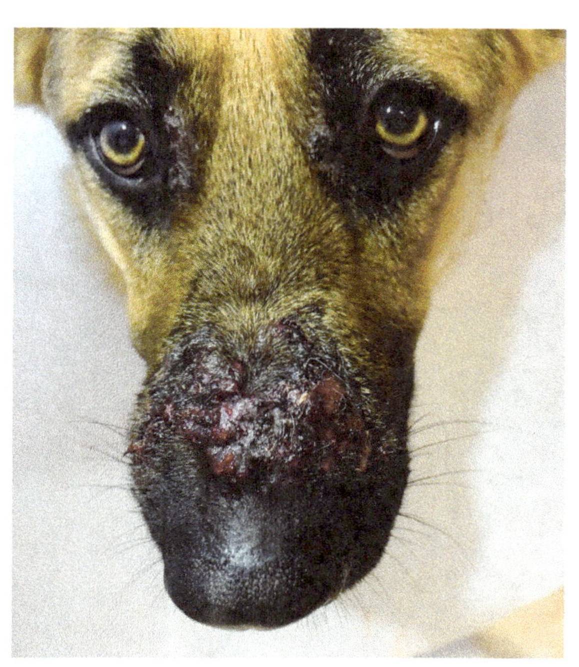

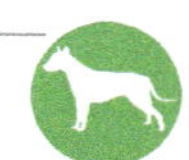

Paciente canino de raza pastor alemán con la presencia de fístulas por foliculitis forunculosis eosinofílicas

Fístulas (FFE)

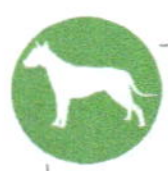

Paciente canino de raza pastor alemán con la presencia de fístulas perianales.

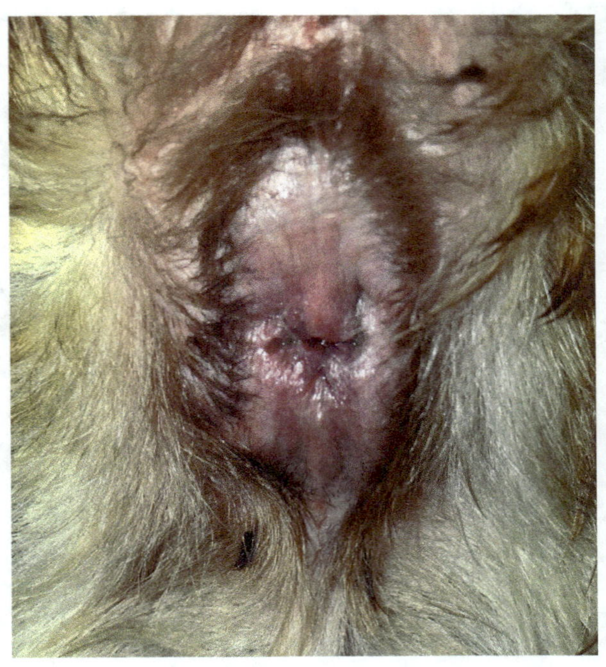

Fístulas
(fístulas perianales)

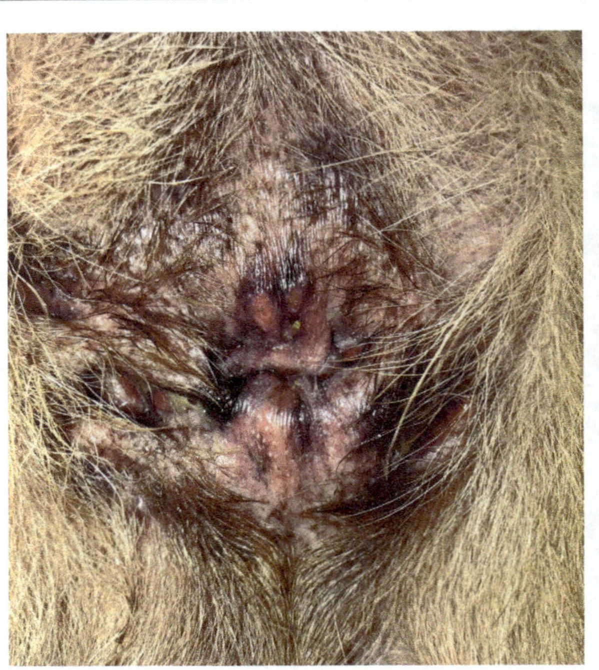

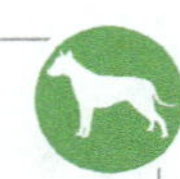

Otro paciente pastor alemán con la presencia de fístulas perianales. Sabemos que las fístulas perianales forman parte de un complejo genético de un gen con tres alelos. Fístula perianal, pioderma metatarsiana, pioderma profunda generalizada.

Fístulas
(fístulas perianales)

 Casos clínicos dermatológicos basados en lesiones cutáneas | Carlos Vich Cordón

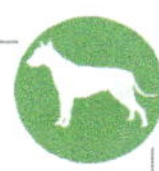

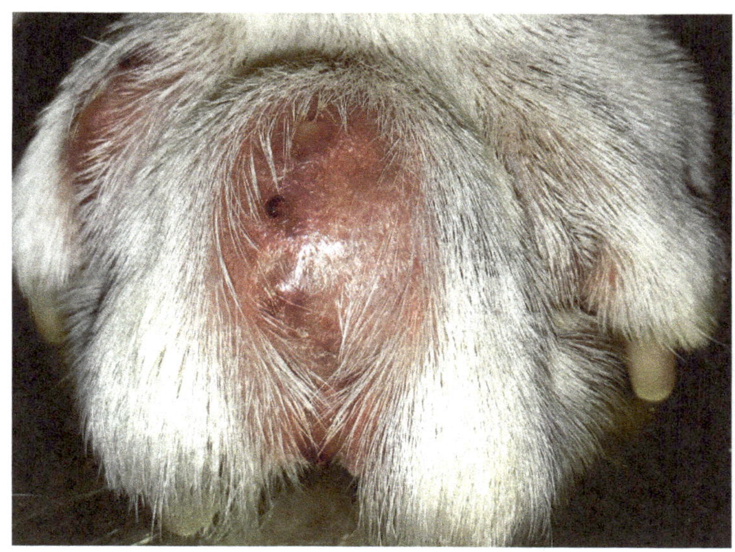

*Fístulas
(nocardiosis)*

Fístulas interdigitales, en un paciente canino con nocardiosis. Observamos el aspecto del exudado de praliné.

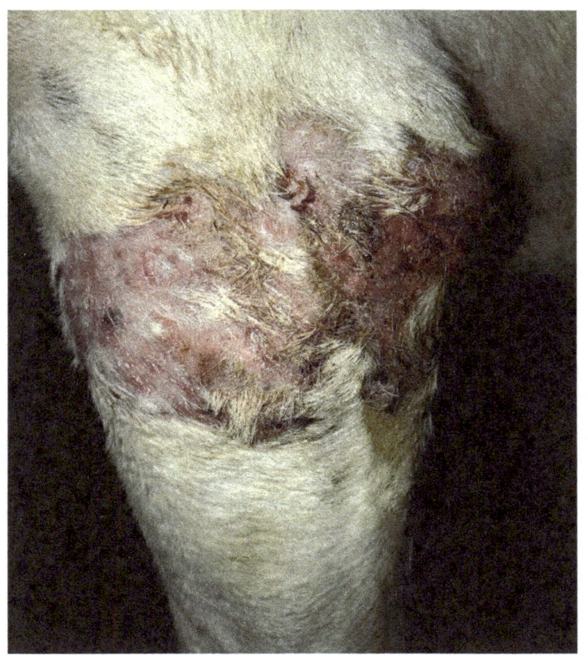

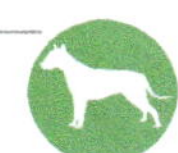

Fístulas a nivel de codo en un paciente, en un bull terrier, paciente canino, con pioderma profunda.

*Fístulas
(pioderma profunda
del bull terrier)*

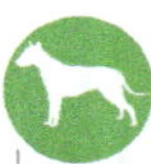

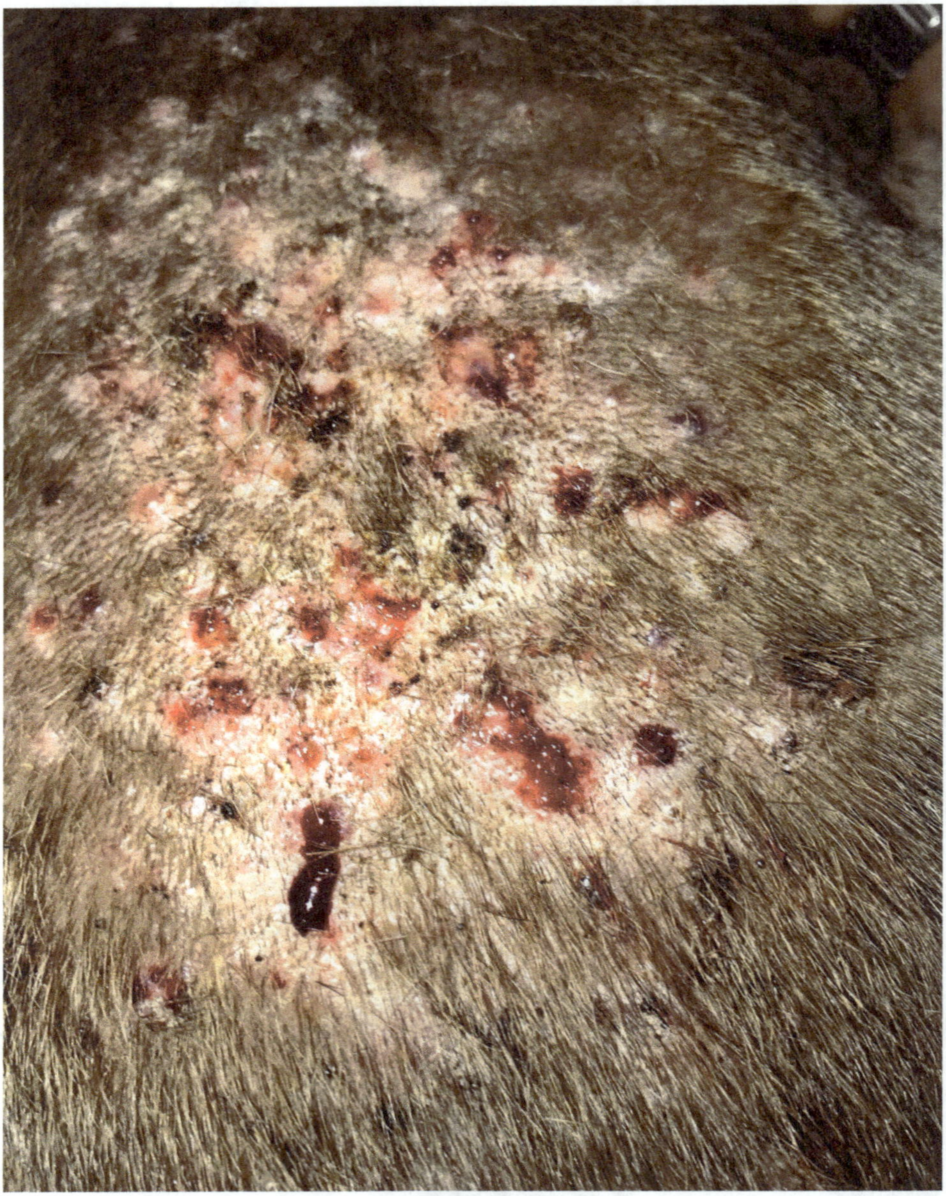

Fístulas (pioderma profunda)

Paciente canino raza american bully, con fístulas a nivel dorsal por pioderma profunda.

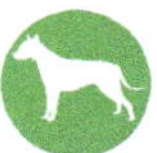

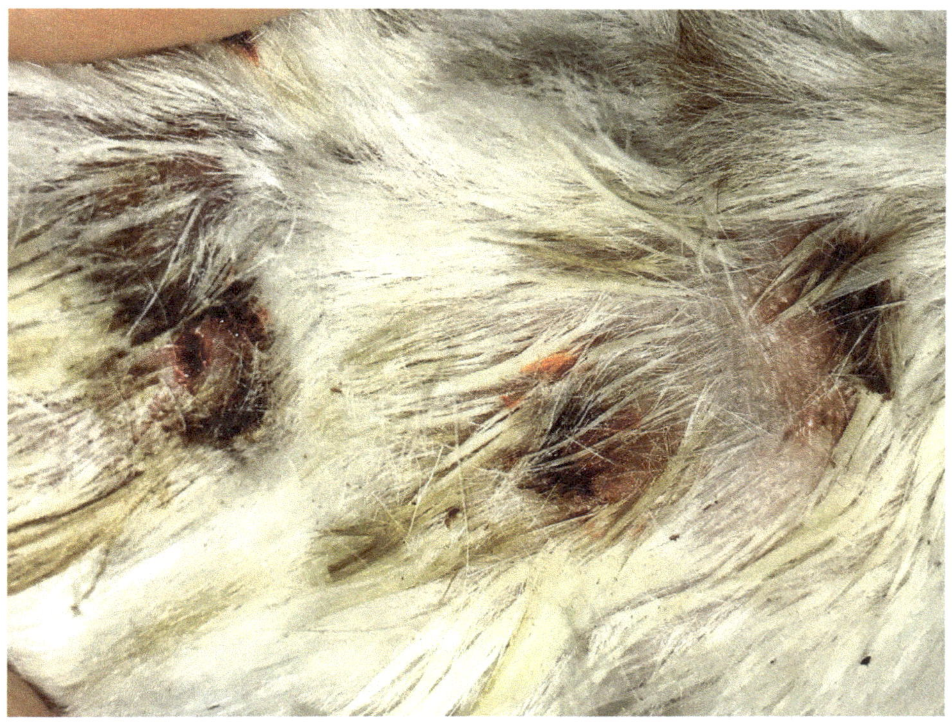

Fístulas (pioderma profunda)

Paciente canino de raza golden retriever con presencia de fístulas en la zona dorsal por pioderma profunda generalizada.

[**_Clase práctica_**]

FÍSTULA

https://amazingbooks.es/caso-clinico-vich-18

2.9 CICATRIZ

Definición

Se define como cicatriz la resolución de una lesión profunda en la cual se ha afectado la epidermis, la dermis y el subcutáneo, es decir, la membrana basal. Cuando hay resolución, ya no hay posible reparación, con lo cual queda cicatriz. Por ejemplo, por vasculitis, daño físico o químico, leishmaniosis, cuerpos extraños, pioderma profunda, micosis profunda.

Causas

Las más frecuentes de cicatriz, tanto en el perro como en el gato, son las que conlleven lesiones profundas, patologías agresivas con la presencia de úlceras. Pioderma profunda, siempre va a quedar cicatriz. Micosis profunda, siempre va a quedar cicatriz. Daño físico o químico, quemaduras o radiaciones, van a quedar cicatrices. *Leishmania*, vasculitis. La vasculitis, siempre que tiene una resolución, conlleva cicatriz.

Tratamiento

El tratamiento siempre dependerá de la causa, con lo que, sobre todo en vasculitis, hemos de ser muy consecuentes en hacer un tratamiento específico de la vasculitis, independientemente de que sea un síndrome, ya que la podemos observar en muchas patologías. Pero tenemos que tratarla como entidad propia, normalmente con pentoxifilina, ácidos grasos y, en según qué casos, tetraciclina y nicotinamida o glucocorticoides. La pioderma profunda va a necesitar de antibioterapia, durante cuatro a seis semanas. La micosis profunda va a necesitar de fungicidas durante mínimo un mes. Leishmaniosis, tratamiento de la leishmaniosis. Y el tratamiento de daño físico y químico, obviamente en cada caso, tratamiento exhaustivo.

Prevalencia

En general, la cicatriz se observa más en la especie canina que en la felina. Porque la vasculitis es más frecuente en el perro que en el gato, leishmaniosis, pioderma profunda… Así que dentro de que son lesiones poco frecuentes, en la especie canina se observa más que en la felina. Si tuviéramos que destacar alguna raza en concreto en la cual poder evidenciar cicatrices, me inclinaría por las razas con predisposición racial para vasculitis, como son jack russell, pinscher, chihuahua, braco de Weimar y pastor alemán.

En gatos, la presencia de cicatrices es anecdótica y no hay una especial predisposición racial para las dermatopatías isquémicas o vasculitis en concreto y cuando se observan cicatrices en la mayoría de casos es por resolución de reacciones a fármaco secundarias a vacunas.

Casos prácticos

Para los casos prácticos, en este libro se han incluido vídeos didácticos donde se explica de forma sencilla cada uno de los conceptos referidos a las lesiones secundarias. De una forma sencilla, haciendo la lectura del QR con un smartphone o tablet, se puede acceder al vídeo explicativo que complementa a la lectura de cada capítulo.

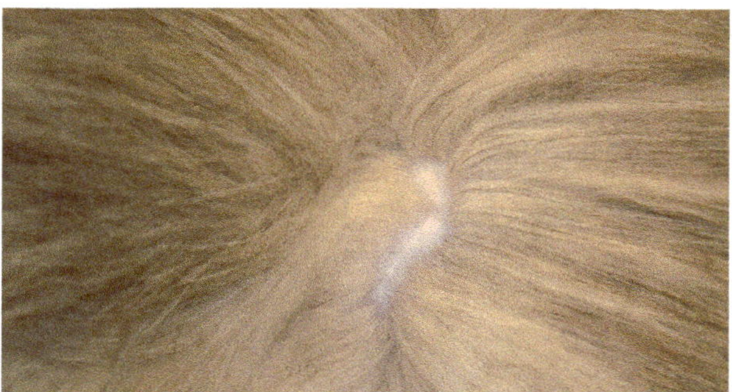

Observamos en esta imagen un paciente felino de raza persa. Varias cicatrices por una reacción vacunal, que conllevaron la presencia de vasculitis y consecuente cicatriz.

Cicatriz

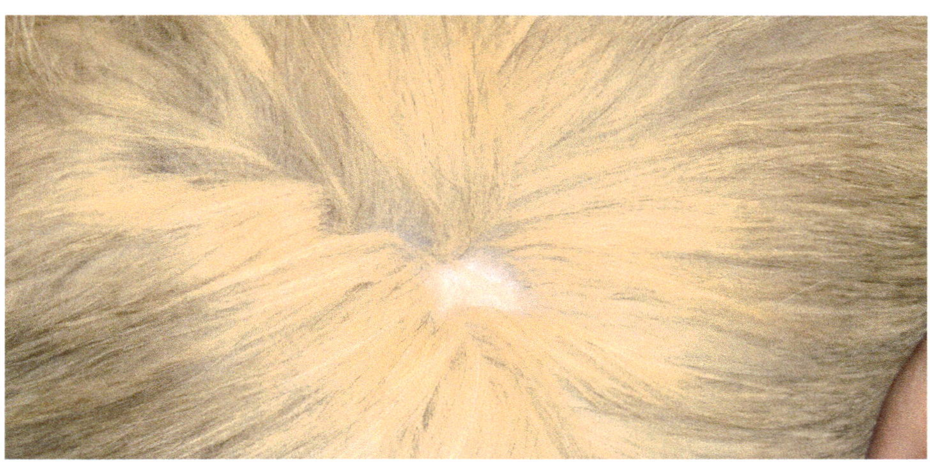

Otra cicatriz en el mismo paciente, por resolución de una úlcera debido a la vasculitis por una reacción postvacunal.

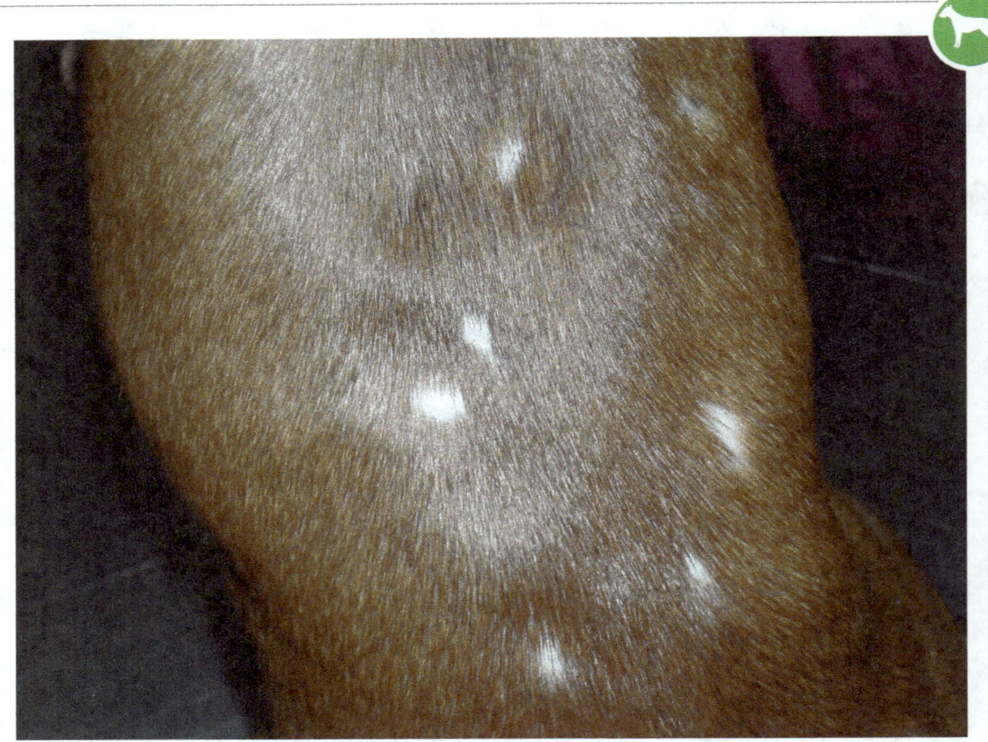

Cicatriz

Paciente canino con numerosas cicatrices, raza pinscher. Debido a una reacción vacunal y posterior vasculitis, ulceración, resolución, cicatriz. No es posible poder sacar pelo de lesiones de resolución que conllevan cicatriz.

[**Clase práctica**]

CICATRIZ

https://amazingbooks.es/caso-clinico-vich-19

CASO CLÍNICO POR COLLARETES EPIDÉRMICOS

A continuación, se explican las diferentes fases de un caso clínico inédito. En donde se establecen los parámetros de historia clínica, examen físico y complementario, diagnóstico, tratamiento, resultados y seguimiento así como un breve comentario del caso clínico para mayor comprensión

Historia

He visitado a Pepa en una clínica veterinaria de Madrid.

Pepa vive en el barrio de Vallecas junto con dos gatos que no presentan síntomas dermatológicos.

El propietario presenta lesiones cutáneas que, según él, son parecidas a las de Pepa y quiere saber si ha habido contagio entre ellos.

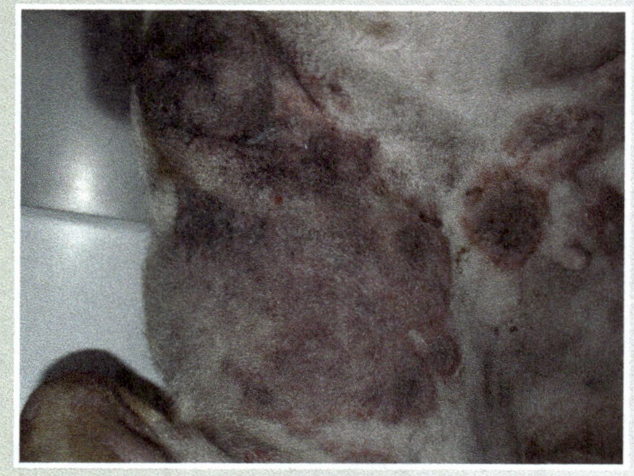

Pepa presenta prurito leve. Inicialmente, no presentaba prurito, no obstante en las últimas semanas se manifestaba con lamido y con frotado contra objetos.

Pepa es una perra de raza bulldog inglés, de 8 años de edad, hembra no esterilizada con historial de continuos problemas en la piel, no obstante desde hace dos meses presenta collaretes epidérmicos con halo eritematoso que no han respondido a glucocorticoides ni a itraconazol.

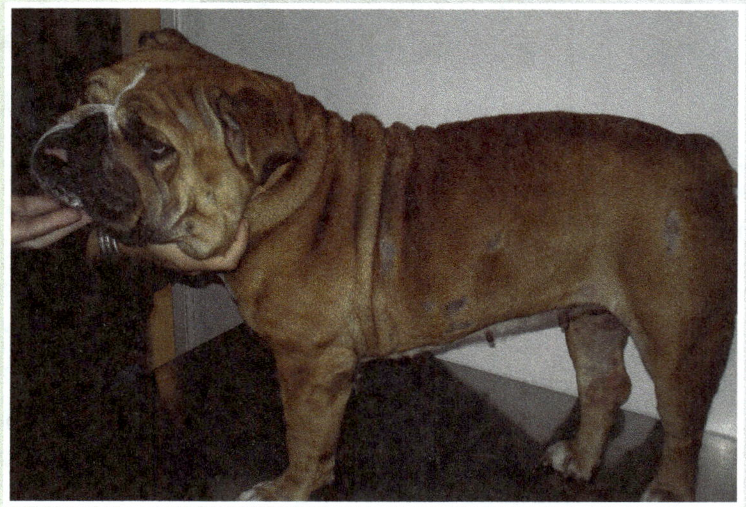

Examen físico

El examen general reveló la presencia de bradicardia y sensorio deprimido.

Ligero sobrepeso.

El examen dermatológico a distancia y de cerca reflejó la presencia de collaretes epidérmicos con halo eritematoso perilesional e hiperpigmentación central de grandes dimensiones y costras marrón claro.

Mi diagnóstico diferencial se basó en causas sistémicas de collaretes epidermicos de grandes dimensiones:

- Endocrinopatía
- Leishmaniosis
- Malnutrición
- Neoplasia interna
- Dermatofitosis
- Demodicosis
- Reacción a fármaco

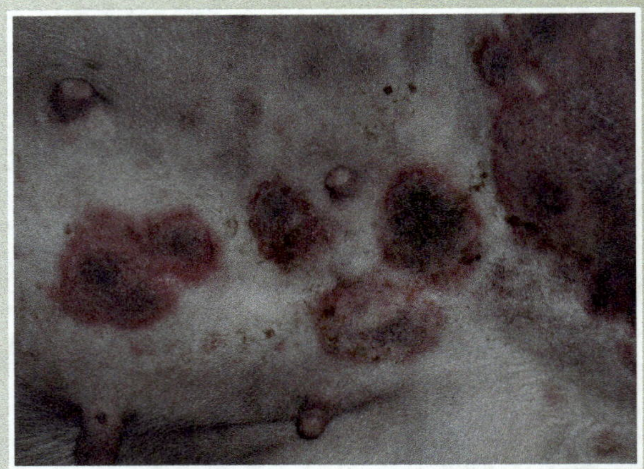

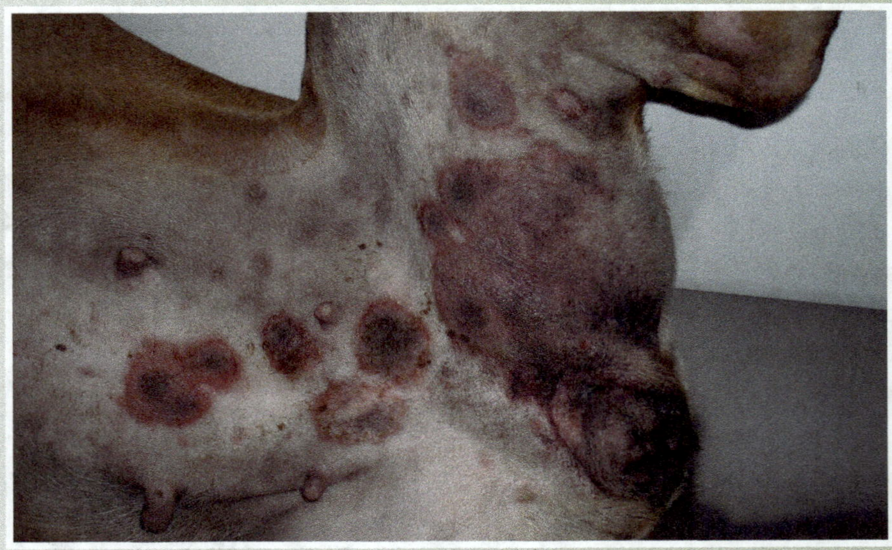

 Casos clínicos dermatológicos basados en lesiones cutáneas | Carlos Vich Cordón

Examen complementario

Realicé citología de las costras.

Recomendé la evaluación de hormonas tiroideas.

La citología reflejó ser séptica con la presencia un infiltrado inflamatorio con numerosos neutrófilos y cocos fagocitados.

La citología fue diagnóstica de pioderma.

Los valores de T4basal y TSH reflejaron que Pepa presentaba hipotiroidismo.

Diagnóstico

- Pioderma

- Hipotiroidismo

- Hipersensibilidad bacteriana

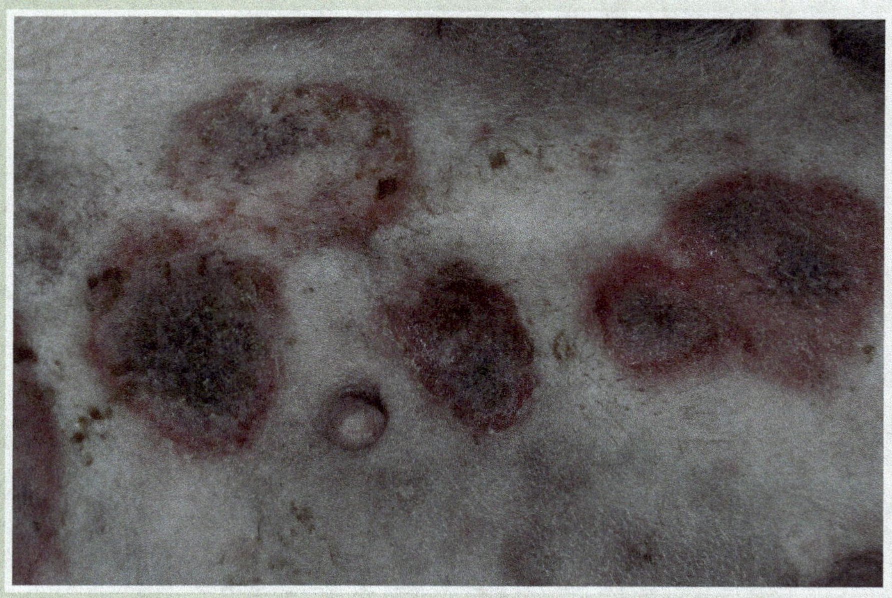

Tratamiento

- Cefadroxilo 25 mg/kg/BID/3 semanas.

- L-Tiroxina 15 mg/kg/BID.

- DHA a 100 mg/kg/SID.

- Champuterapia.

Resultados y seguimiento

Pepa mejoró rápidamente durante las tres primeras semanas. Después, continuó mejorando lentamente, hasta que las lesiones desaparecieron por completo a los dos meses.

Comentarios

Pepa mantuvo controlado su hipotiroidismo con tratamiento crónico con L-Tiroxina, DHA y champuterapia, además de haber curado la pioderma secundaria.

El prurito que presentó Pepa era debido a la instauración de una hipersensibilidad bacteriana que se resolvió una vez curada la pioderma.

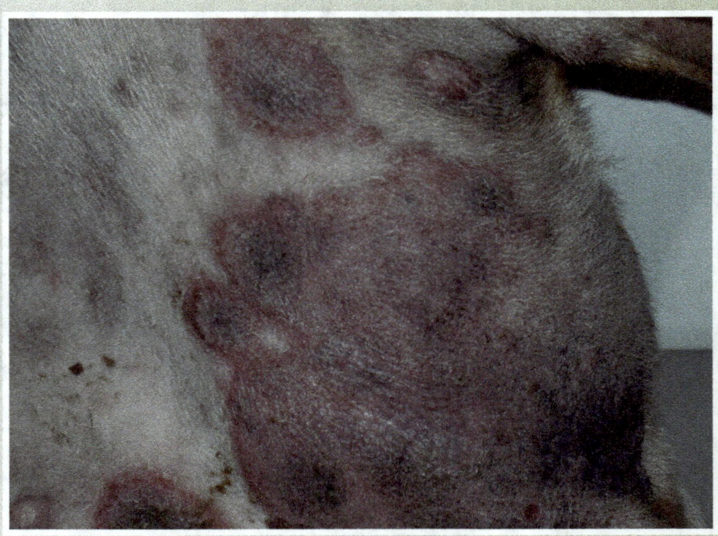

PARTE 3

LESIONES PRIMARIAS O SECUNDARIAS

3.1 COMEDÓN

Definición

Se define como comedón aquella lesión que puede ser primaria o secundaria, dependiendo de la patología que presente el paciente, pero la definición exacta es un folículo piloso relleno de material, normalmente queratínico o sebáceo, que ocluye absolutamente el folículo piloso dándole un aspecto marronáceo o negruzco, lo que en humana llamamos de manera coloquial espinillas. Estos comedones, estos folículos pilosos rellenos de material, pueden ser primarios o secundarios. Es primario cuando los comedones que presenta el paciente son una lesión propia de la patología. En cambio, es secundario cuando es debido a otra causa y no a la patología propia que presenta el paciente.

Las patologías que presentan los comedones primarios son demodicosis, defectos de queratinización, displasia distrofia folicular y síndrome de Cushing. Estas cuatro producen comedones por definición.

Las patologías más frecuentes causa de comedones secundarios son todas aquellas patologías que por tratamientos vía oral, en especial por corticoterapia crónica, y tratamientos tópicos, sobre todo cremas y pomadas que taponan el folículo piloso o cremas y pomadas con glucocorticoides, así como casos en los que el paciente presenta seborrea secundaria que produce una queratosis follicular que tapona el folículo piloso.

Causas

Las causas de comedón primarias son enfermedades que causan comedones por definición. Por ejemplo, una demodicosis causa comedones porque es una patología folicular donde hay un sobrecrecimiento de *Demodex* y, a su vez, hay un acúmulo de queratina y de sebo, junto con una foliculitis bacteriana secundaria. A nivel externo, se observa como comedones los folículos pilosos que están rellenos de material. Defectos de queratinización primarios significa que en la mayoría hay una seborrea primaria, hay una queratosis folicular, hay un acúmulo de queratina a nivel folicular, esto conlleva que el folículo piloso se dilate, porque está relleno de queratina. En el síndrome de Cushing se produce atrofia cutánea, atrofia folicular, y un acúmulo de queratina también, a nivel folicular, conllevando la presencia de comedones. Y, por último, displasia distrofia folicular es una enfermedad genético-hereditaria en la cual hay una malformación de la raíz del pelo, comportando también retención folicular y queratosis folicular, por lo que presencia de comedones.

Tratamiento

El tratamiento es siempre etiológico, aunque se puede tratar a nivel externo con agentes queratolíticos, sobre todo dos: a modo de champú, con moléculas tipo peróxido de benzoilo, y lactato de etilo, ambas producen un *follicular flushing*, es decir, hacen como un masaje que facilita el vacío, el masajeo del folículo piloso, así se vacía este comedón. Si tenemos un defecto de queratinización, tendremos que dar o retinol o retinoides sintéticos; si tenemos demodicosis, trataremos la demodicosis; si tenemos una displasia distrofia folicular, daremos melatonina, y si tenemos un síndrome de Cushing, daremos el tratamiento de Cushing que creamos conveniente, sobre todo, trilostano.

Prevalencia

Sin duda, es mucho más frecuente la presencia de comedones en los perros, pero existe una patología en concreto, tanto en el perro como en el gato, que se llama acné mentoniano o acné felino. En este se observa con muchísima facilidad la presencia de comedones, en este caso también primarios. Las razas más sensibles, dependerá de la patología en concreto, pero por lo que respecta al acné, en el perro se observa sobre todo en dóberman y en bóxer, mientras que en la especie felina se observa en el persa.

Casos prácticos

Para los casos prácticos, en este libro se han incluido vídeos didácticos donde se explica de forma sencilla cada uno de los conceptos referidos a las lesiones primarias o secundarias. De una forma sencilla, haciendo la lectura del QR con un smartphone o tablet, se puede acceder al vídeo explicativo que complementa a la lectura de cada capítulo.

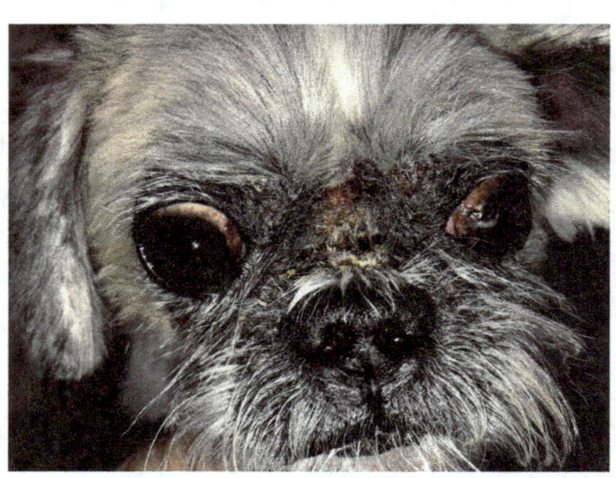

Observamos este paciente canino de raza shih tzu con comedones por toda la superficie facial con presentación simétrica bilateral con la presencia de erosiones, seborrea y alopecia. Es un caso de piodemodicosis generalizada.

Comedones (demodicosis)

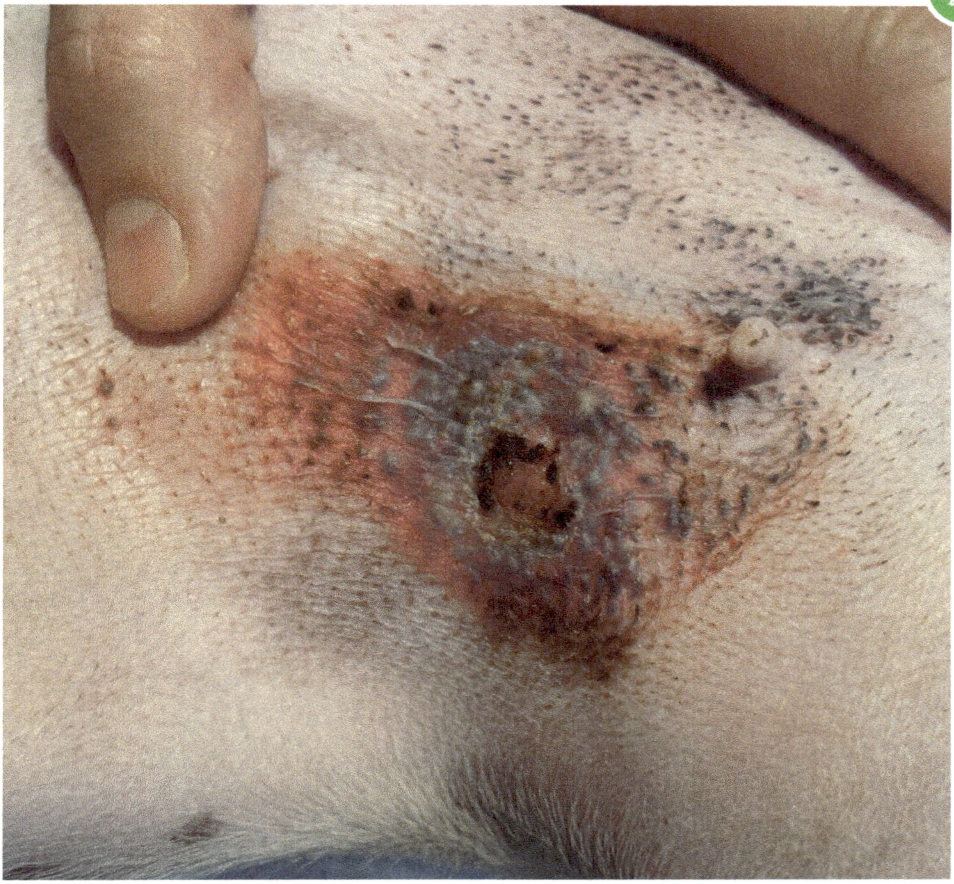

Comedones (uso crónico de tratamientos con glucocorticoides)

Paciente, con comedones, por la aplicación de tratamientos tópicos con glucocorticoides. Observamos también atrofia cutánea, característica del tratamiento con glucocorticoides tópicos.

[*Clase práctica*]

COMEDÓN

https://amazingbooks.es/caso-clinico-vich-20

3.2 DESCAMACIÓN

Definición

Se entiende como descamación el acúmulo de células en el estrato córneo, en la superficie cutánea, y puede ser de dos tipos dependiendo de su composición: seca u oleosa. A su vez, también podemos contemplar la presencia de descamación dentro del folículo piloso, hablaremos entonces de *follicular casts*, que son pelos abrazados por una vaina de queratina. La descamación puede ser una lesión primaria o secundaria, dependiendo de la patología que presente el paciente. Será primaria sobre todo en casos de defectos de queratinización y dermatosis nutricionales y secundaria será cuando haya una patología que cause alteraciones que conlleven una descamación, pero una vez controlada esta patología primaria, la descamación secundaria desaparecerá.

Causas

Las causas de descamación primaria son sobre todo defectos de queratinización (genodermatosis) como por ejemplo: ictosis, déficit de vitamina A, seborrea primaria en setter irlandés y pastor alemán. Las causas de descamación secundaria sobre todo son alergias, parasitosis, dermatofitosis y endocrinopatías.

Tratamiento

Como seborrea primaria o como descamación, porque a la descamación también la podemos llamar seborrea, como descamación primaria, sobre todo defectos de queratinización, que son genéticos. También mencionar, como causa de seborrea primaria, la dermatosis nutricional, es decir, un paciente que tenga una nutrición no adecuada va a tener seborrea, porque va a tener un proceso de maduración de los queratinocitos, un proceso de queratinización alterado.

Por lo que respecta a las patologías secundarias, dermatofitosis, parasitosis (sobre todo, *Cheyletiella*, pulgas, sarcóptica), pediculosis (piojos), alergias, debido a la inflamación por la teoría del triángulo comporta que la inflamación produce un incremento en el *turnover* celular, con lo cual, los queratinocitos se replican a mayor velocidad. Si se controla la inflamación, hay que controlar el *turnover* celular, con lo cual, la seborrea secundaria desaparece. Y las endocrinopatías, lo que comportan es una alteración en el estado queratoseborreico de la piel, que acaban produciendo también seborrea secundaria, en muchas ocasiones, oleosa.

Prevalencia

Por lo que respecta a la prevalencia entre especies, es mucho más frecuente en el perro que en el gato. Las razas más predispuestas a tener descamación/seborrea primaria debido a defectos de queratinización son: West Highland White Terrier, golden retriever, labrador retriever, pastor alemán, setter irlandés, beagle, bulldog inglés. Todas suelen tener predisposición para la seborrea primaria. En el gato, sobre todo, el persa, pues tiene predisposición para seborrea primaria oleosa.

Casos prácticos

Para los casos prácticos, en este libro se han incluido vídeos didácticos donde se explica de forma sencilla cada uno de los conceptos referidos a las lesiones primarias o secundarias. De una forma sencilla, haciendo la lectura del QR con un smartphone o tablet, se puede acceder al vídeo explicativo que complementa a la lectura de cada capítulo.

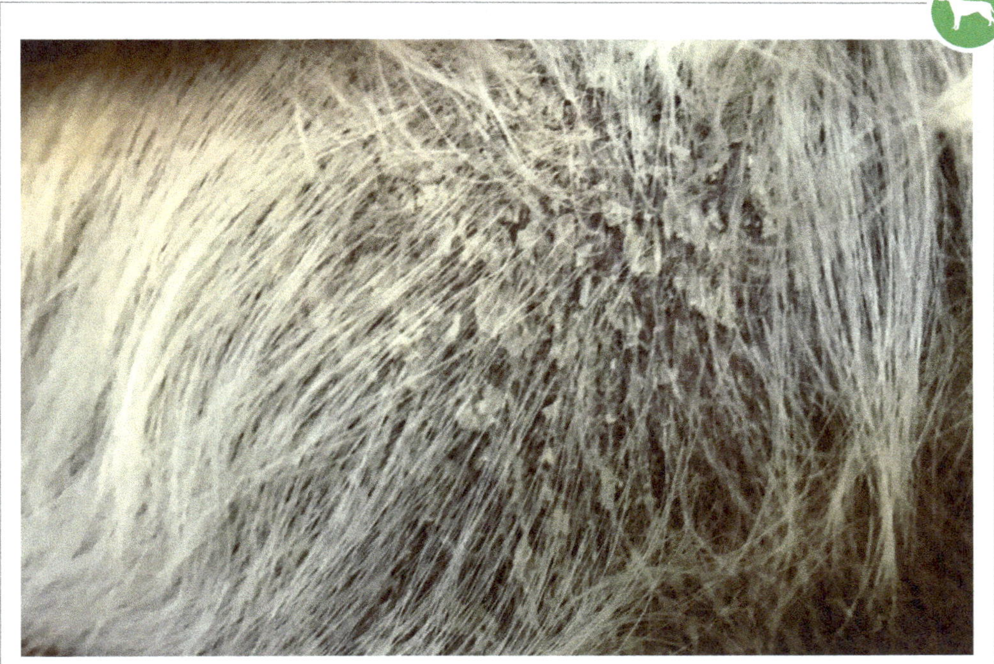

Descamación (ictiosis)

Observamos en esta imagen un paciente canino de raza golden retriever, con descamación compacta, descamación seca, por la presencia de una ictiosis.

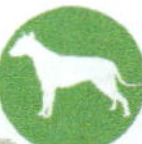

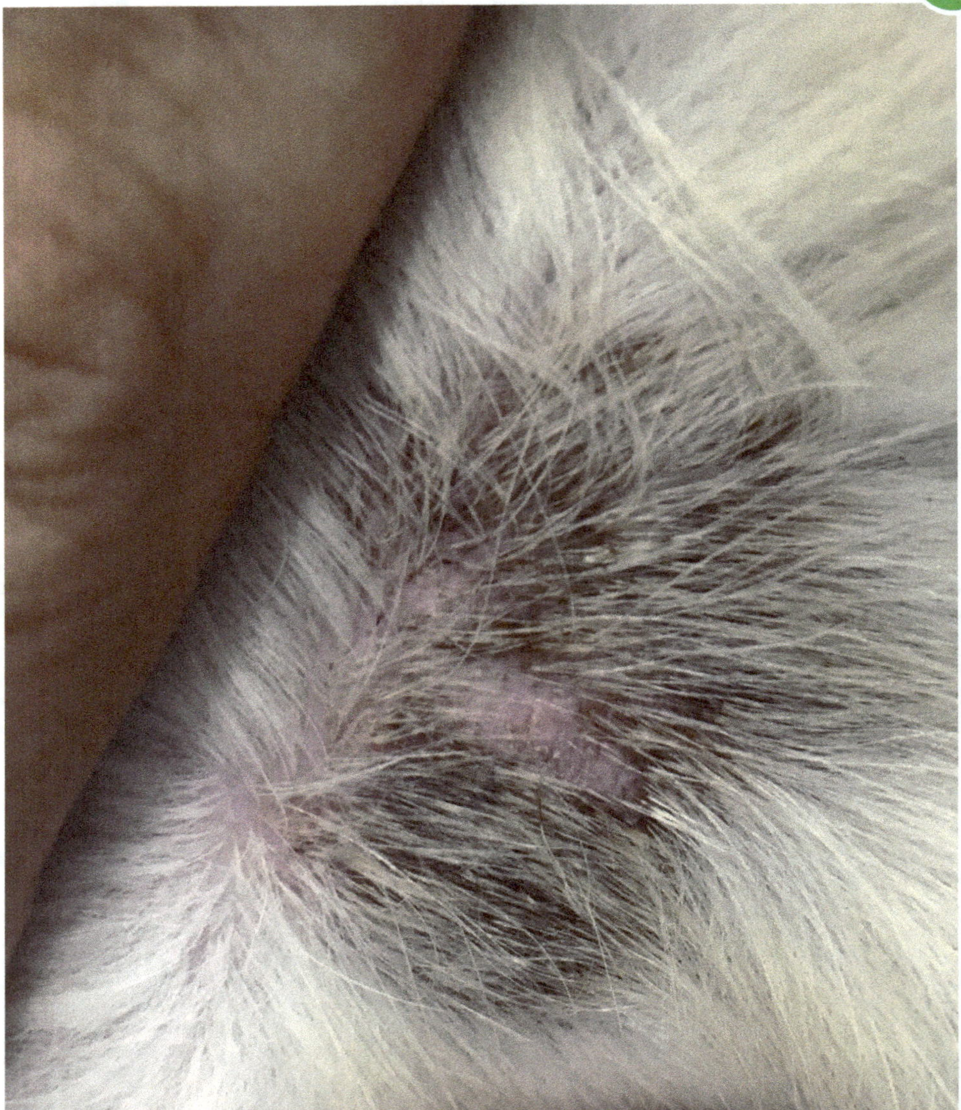

Descamación seca (follicular casts-adenitis sebácea)

Paciente canino de raza akita inu, con descamación compacta *follicular casts*, características de adenitis sebácea.

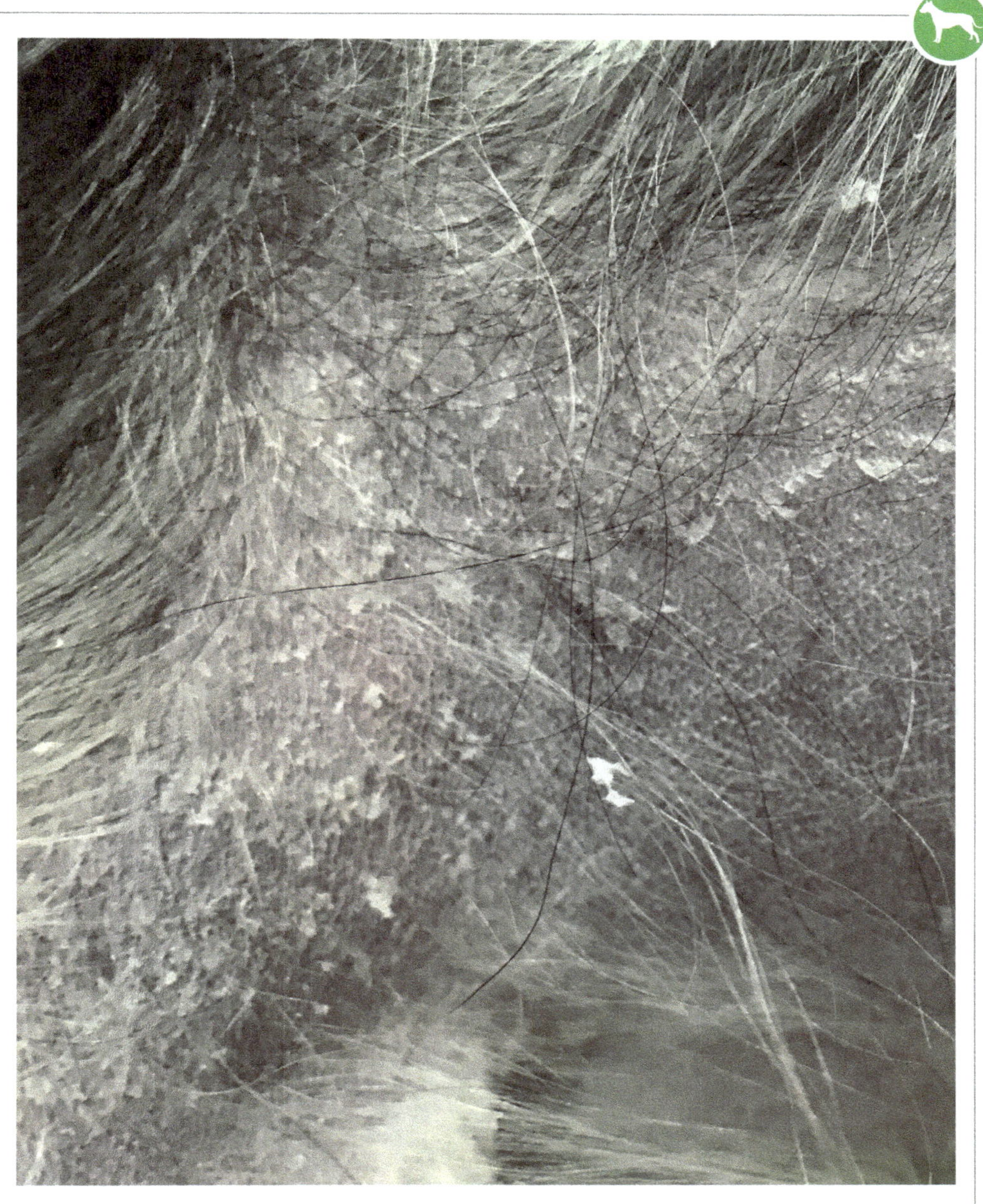

Descamación seca (pioderma exfoliativa)

Paciente canino, de raza schnauzer miniatura, con descamación seca, con la particularidad de que presenta exfoliación por una pioderma exfoliativa.

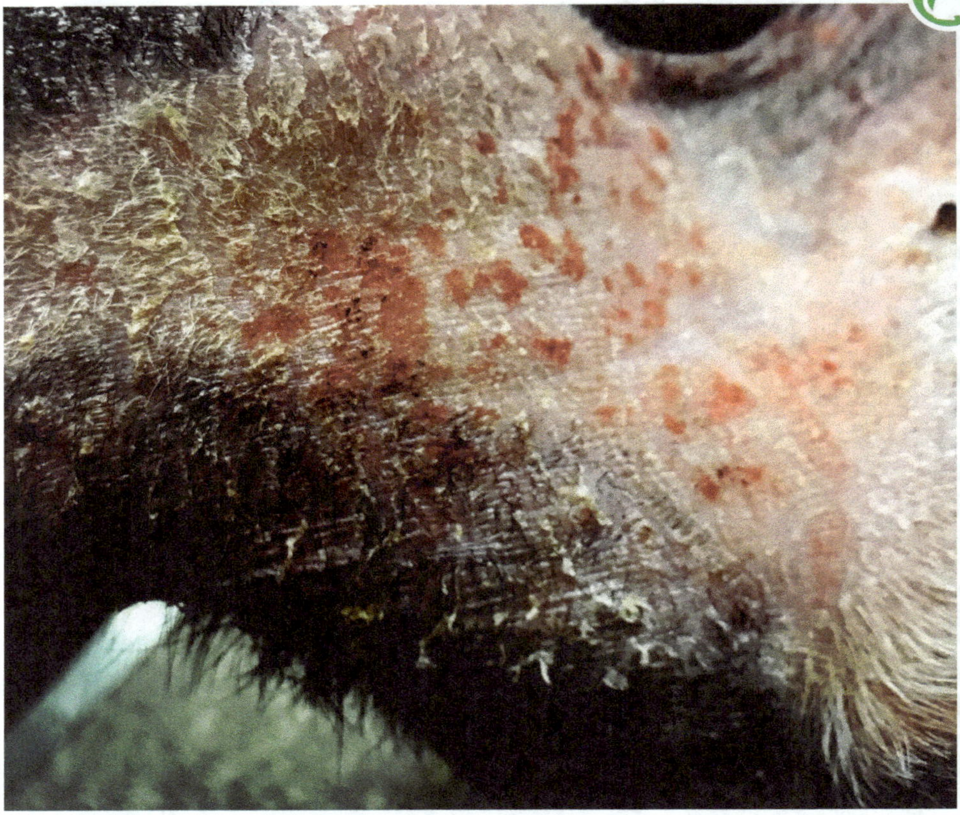

Descamación seca (xerosis)

Paciente felino con la presencia de erosiones y descamación seca, denominada en este caso xerosis.

[**Clase práctica**]

DESCAMACIÓN

https://amazingbooks.es/caso-clinico-vich-21

Casos clínicos dermatológicos basados en lesiones cutáneas | Carlos Vich Cordón

3.3 COSTRA

Definición

La costra es una lesión que puede ser primaria o secundaria dependiendo de la patología que presente el paciente. Y es resultado de secarse sangre, suero o pus. En mi práctica clínica diaria, clasifico las costras por colores, independientemente de su etiología: costras amarillas, marrón claro, marrón oscuro y negras.

La amarilla es la que más información te da, y hay tres diagnósticos diferenciales principales: infiltrado purulento (pus), infiltrado eosinofílico y pénfigo foliáceo.

Las costras primarias son características de 3 enfermedades: pénfigo foliáceo, leishmaniosis y dermatosis nutriconales.

Las costras secundarias son características de 3 enfermedades: alergias, parásitos y *Dermatophytes*.

Causas

Las causas más frecuentes de costra primarias son:

Pénfigo foliáceo. Sabemos que el pénfigo es una enfermedad autoinmune en la cual se producen varios cuadros clínicos, sobre todo, dermatosis pustulosa, hiperqueratosis y dermatosis costrosa. Van a ser costras amarillas, donde debajo de la costra encontraremos neutrófilos y acantocitos.

Leishmaniosis. Produce costras primarias, es una enfermedad que por definición produce costras, con lo cual, haciendo la tapa de yogur, levantando la costra y haciendo aposición, podemos ver amastigotes, o podemos ver una citología granulomatosa con la presencia de muchos macrófagos.

Por último, la causa menos frecuente de costras primarias: dermatosis nutricionales. A día de hoy es poco frecuente observar pacientes que no estén bien nutridos, pero si un paciente no tiene una buena nutrición, acabará presentando costras por una mala producción en su estado queratoseborreico.

Como costras secundarias, sobre todo, alergias y parasitosis por la presencia de autotraumatismo; son normalmente amarillas por la presencia de eosinófilos, aunque también pueden ser amarillas por la presencia de pioderma. Y, por último, la presencia de dermatofitosis puede comportar costras marrón claro o marrón oscuro.

Tratamiento

El tratamiento de las costras va a ser tratar la causa, tanto primarias como secundarias.

En el caso de leishmaniosis, obviamente, trataremos *Leishmania* y la costra va a desaparecer. En el caso de pénfigo, trataremos el pénfigo y controlaremos las costras también. Y en una dermatosis nutricional es fundamental aportar una dieta equilibrada.

Por lo que respecta a las costras secundarias, en el caso de pioderma, trataremos la pioderma, en el caso de dermatofitos, trataremos los dermatofitos. Con las alergias y con los parásitos, hemos de controlar el cuadro clínico pruriginoso, y a partir de aquí el paciente no va a tener prurito ni van a producirse costras secundarias.

Prevalencia

Las costras son bastante frecuentes, tanto en el perro como en el gato, porque los parásitos, las alergias y el pénfigo foliáceo son enfermedades bastante frecuentes. No hay una predisposición racial evidente para la producción de costras, pero dependerá también de la predisposición racial de las patologías y la causa de costra primaria.

Casos prácticos

Para los casos prácticos, en este libro se han incluido vídeos didácticos donde se explica de forma sencilla cada uno de los conceptos referidos a las lesiones primarias o secundarias. De una forma sencilla, haciendo la lectura del QR con un smartphone o tablet, se puede acceder al vídeo explicativo que complementa a la lectura de cada capítulo.

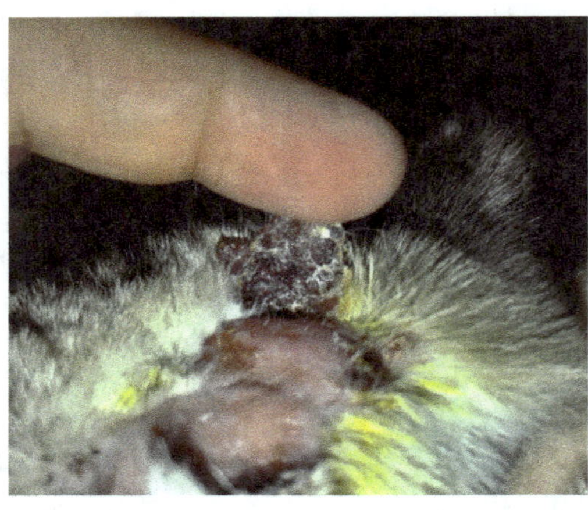

Costra (querion)

Paciente canino, de raza bulldog francés, con la presencia de un querion, un nódulo fúngico y una costra en su superficie; realizamos la técnica de la tapa de yogur para hacer aposición. Citología de la costra: de la parte ventral de la costra y de la parte dorsal de la lesión subyacente, para tomar muestra y poder evidenciar en este caso la presencia de hifas.

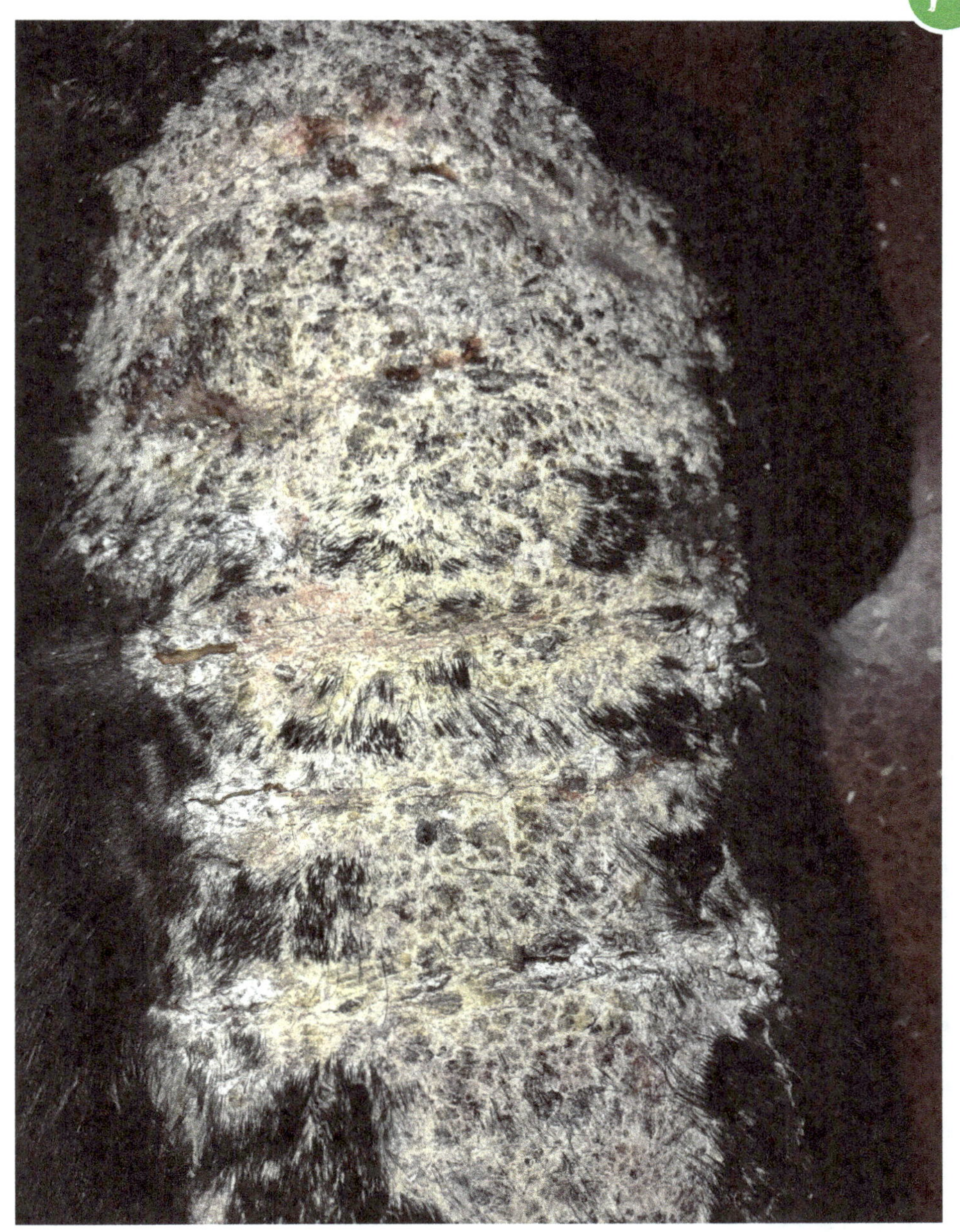

Costra (escara necrótica)

Paciente canino de raza rottweiler, con una costra de grandísimas dimensiones por una reacción a fármaco que comporta la producción de una escara necrótica.

Paciente felino con el pabellón auricular de color blanco y rosado, que vive en el exterior y presenta costras en el pabellón auricular debido a un carcinoma de células escamosas.

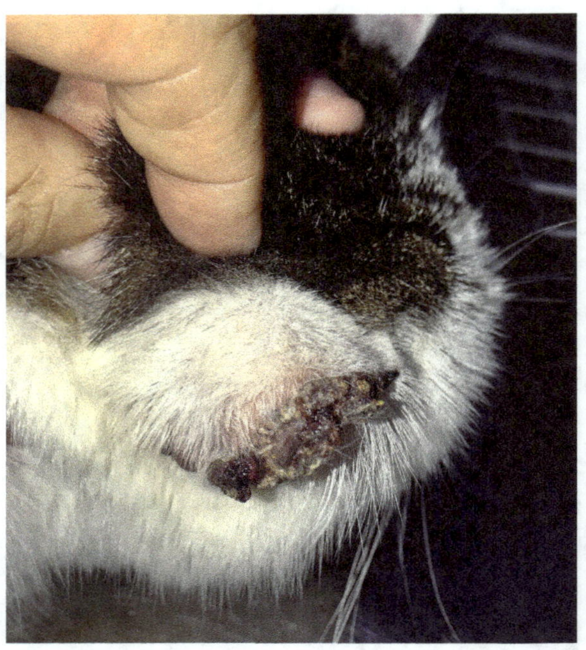

Costra (CCE)

Otro paciente felino, con lesiones en sendos pabellones auriculares con costras, debido a un carcinoma de células escamosas.

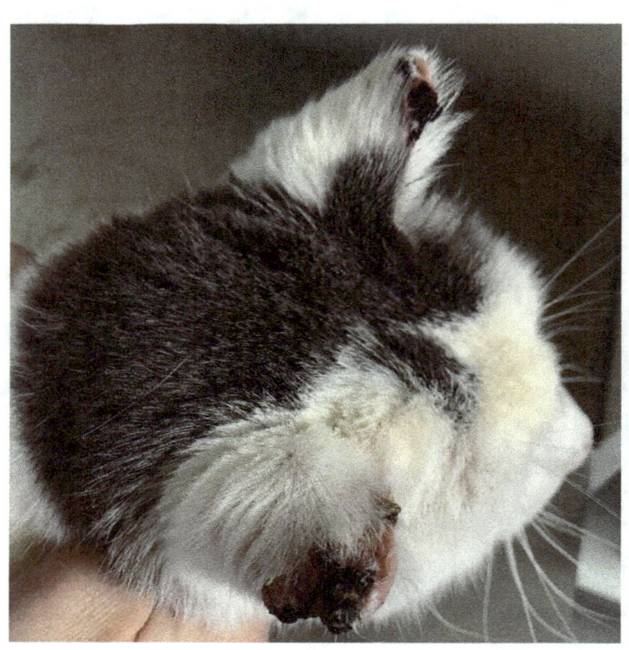

Costra (CCE)

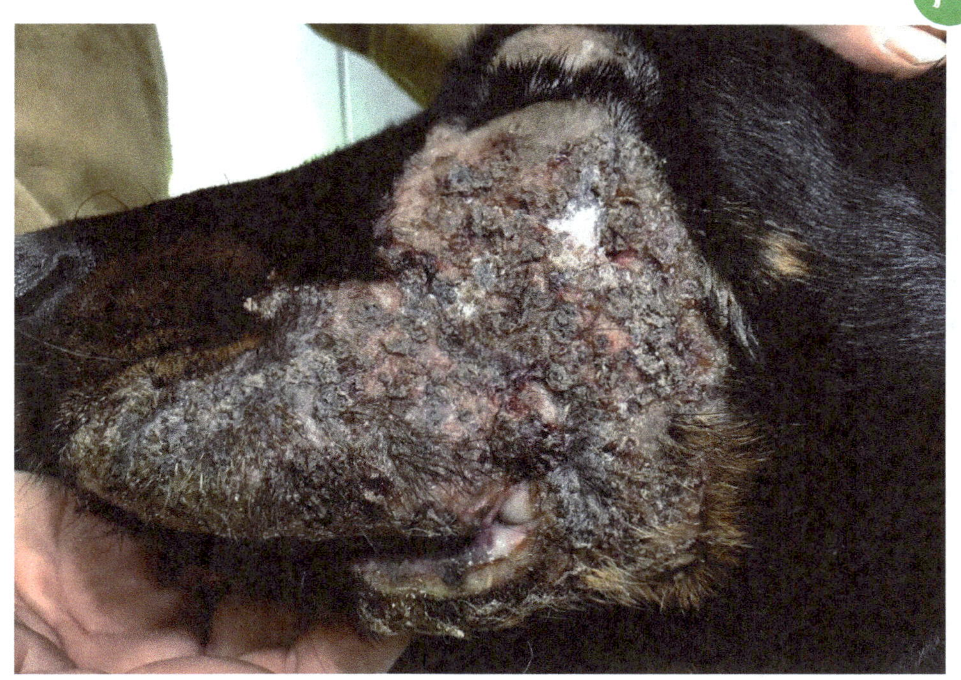

Costras (FFE)

Paciente canino de raza dóberman, con costras amarillas a nivel facial debido a una foliculitis forunculosis eosinofílica.

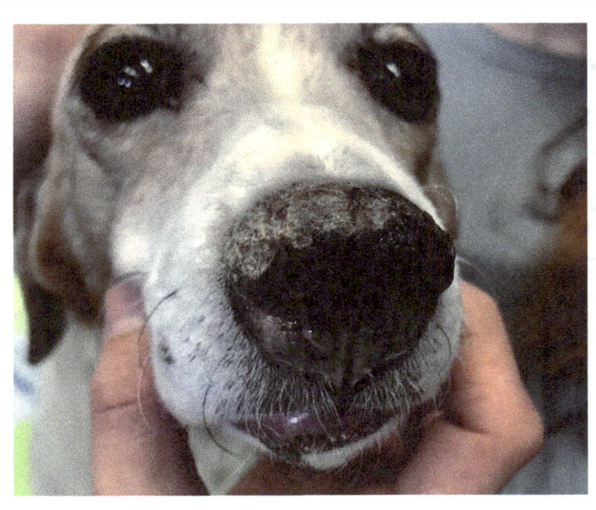

Paciente canino con costras amarillas en el plano nasal, en la trufa, junto con despigmentación inflamatoria y erosiones. Citología de las costras: diagnóstico de pénfigo foliáceo.

Costras (pénfigo foliáceo)

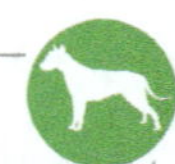

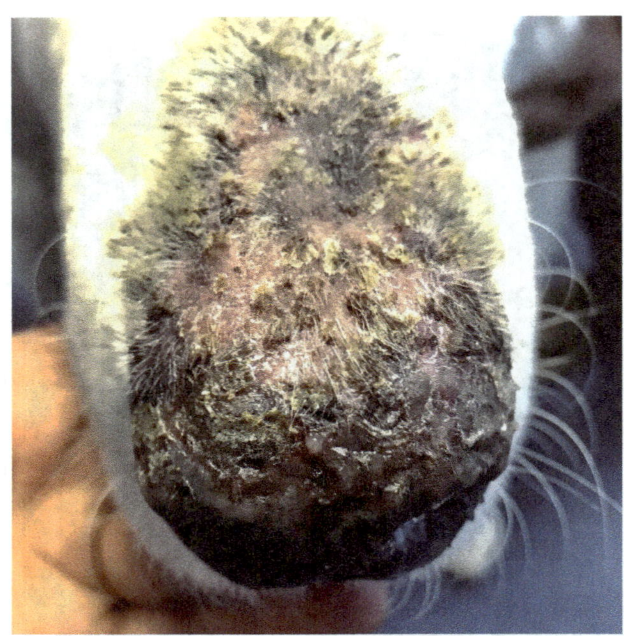

Observamos otro paciente canino con lesiones en el puente nasal y en la trufa, con la supuesta presencia de pus, pero no es pus, es material estéril debido a un pénfigo foliáceo.

Costras (pénfigo foliáceo)

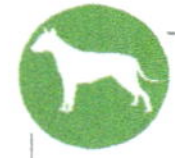

Paciente canino de raza shih tzu, con costras en los codos y un prurito excesivo, característico de sarna sarcóptica.

Costras (sarna sarcóptica)

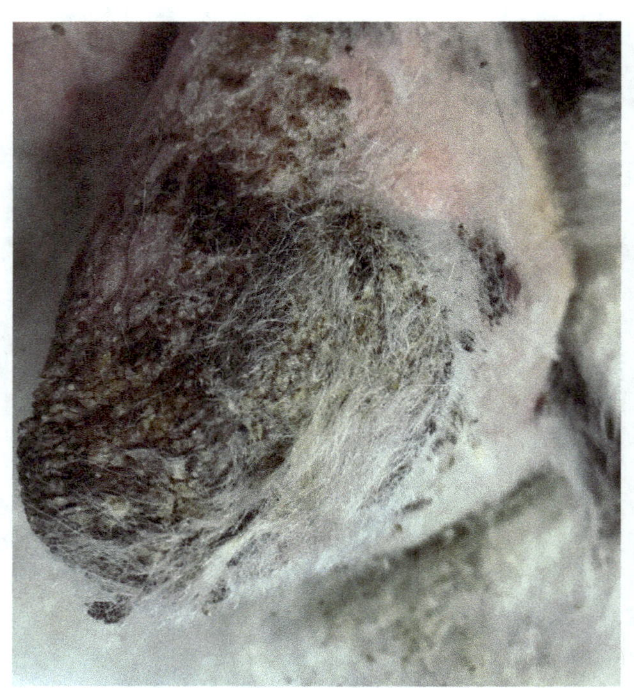

 Casos clínicos dermatológicos basados en lesiones cutáneas | Carlos Vich Cordón

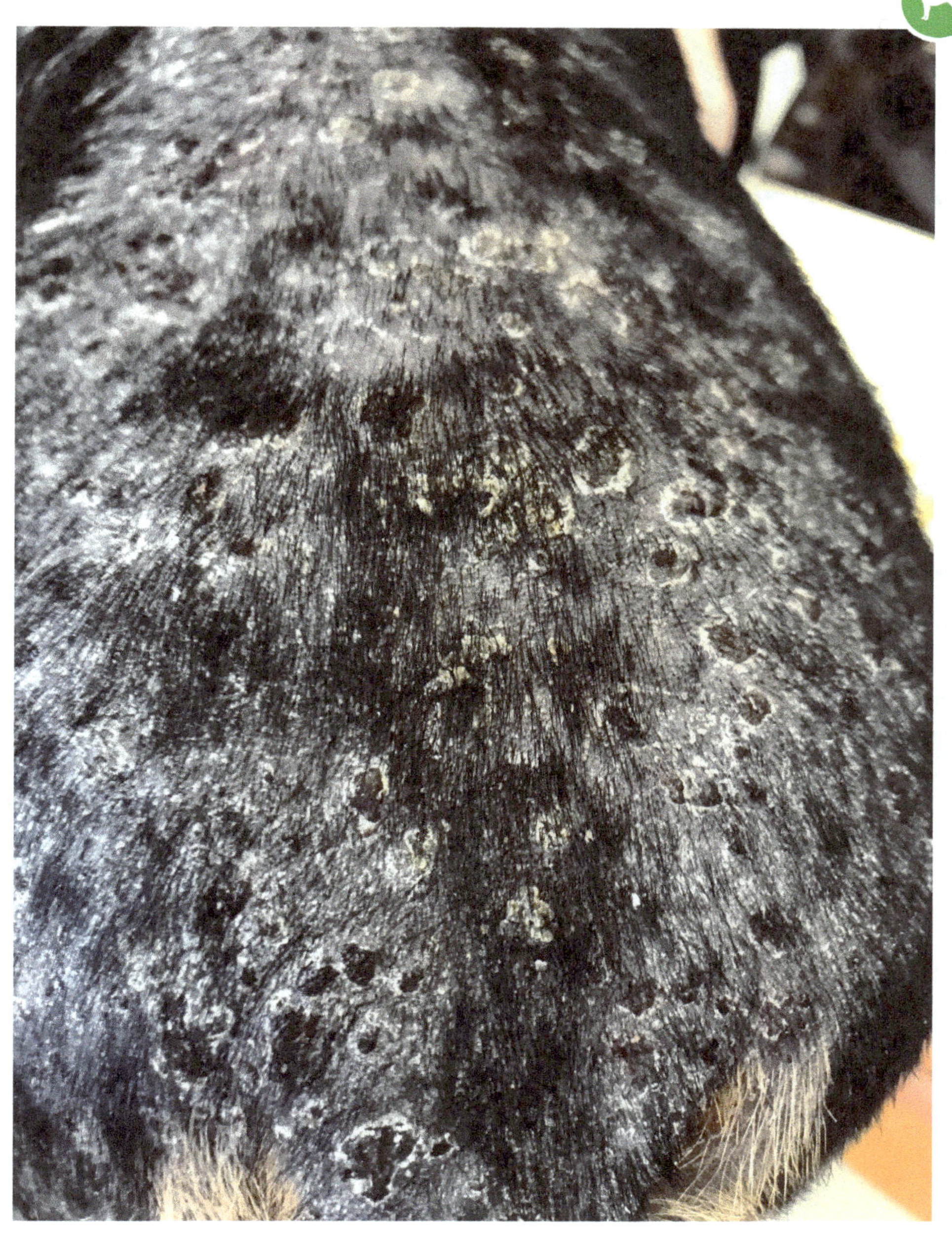

Costras (pénfigo foliáceo)

Paciente canino de raza dóberman, con la presencia de costras generalizadas y aspecto de lesiones circulares tipo collarete, aunque no son collaretes. Es una patología estéril, es un pénfigo foliáceo.

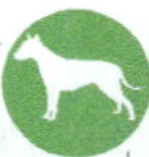

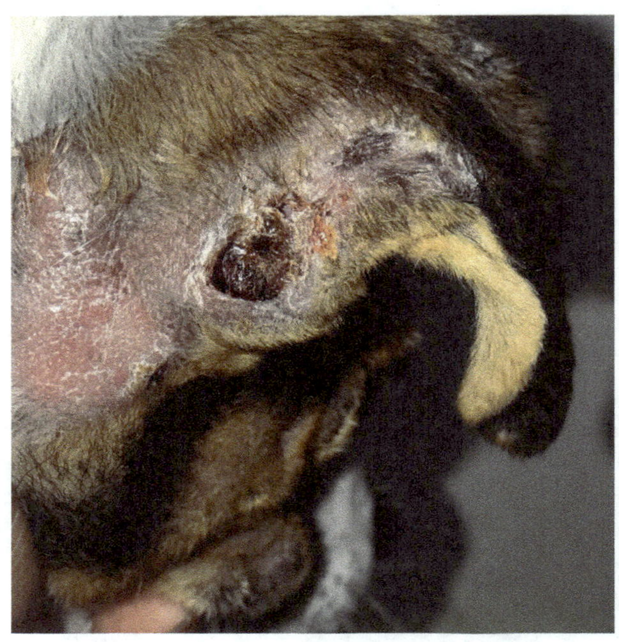

Paciente canino de raza jack russell con costra en el pabellón auricular, costra marrón claro por una vasculitis.

Costras (vasculitis)

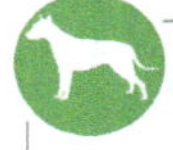

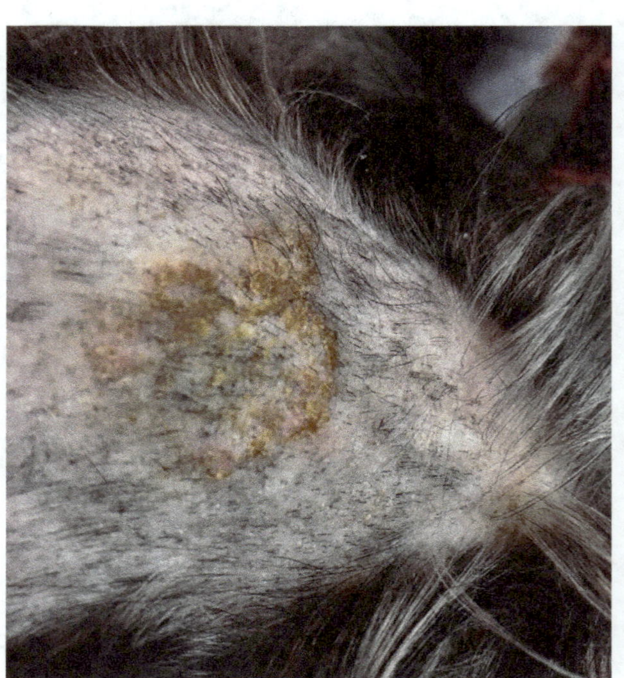

Paciente canino de raza pekinés, con costras amarillas, lesión circular, compatible con collarete epidérmico, no obstante es un *ringworm, Dermatophytes*.

Costras amarillentas (Dermatophytes)

 Casos clínicos dermatológicos basados en lesiones cutáneas | Carlos Vich Cordón

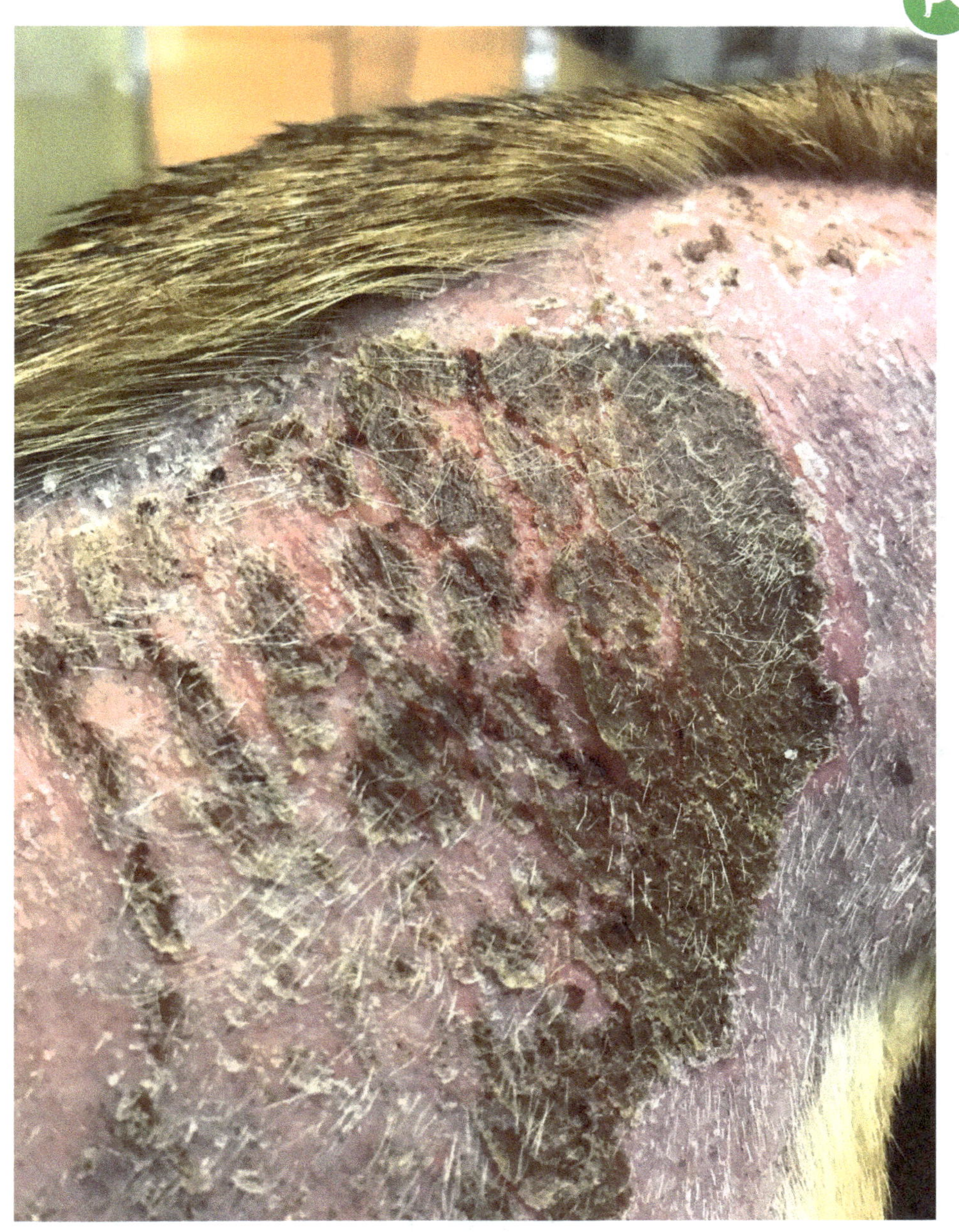

Costras amarillentas (linfoma)

Paciente canino de raza golden retriever, con la presencia de una dermatosis pruriginosa y costras marrón claro. Citología por tapa de yogur de las mismas: linfoma cutáneo.

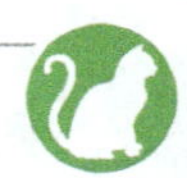

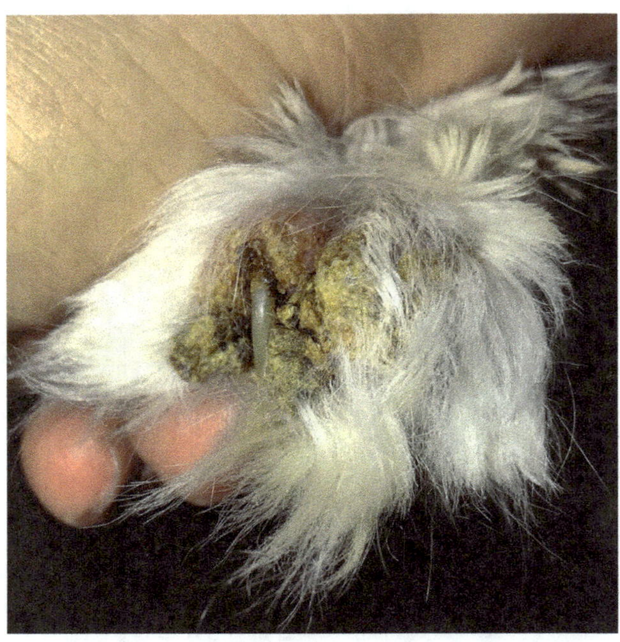

Paciente felino persa, con paroniquia, con presencia de costra amarilla. Diagnóstico: pénfigo foliáceo.

Costras amarillentas (pénfigo foliáceo)

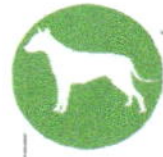

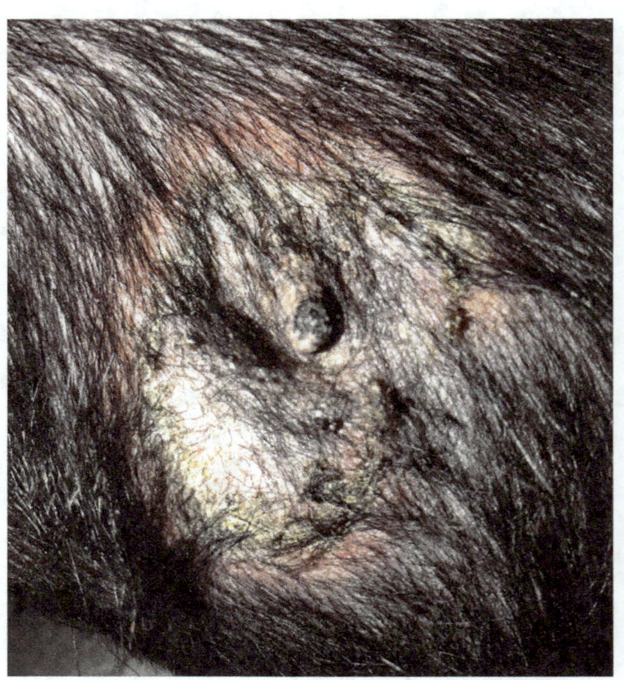

Paciente canino de raza schnauzer, con costras amarillentas por pénfigo foliáceo.

Costras amarillentas (pénfigo foliáceo)

Casos clínicos dermatológicos basados en lesiones cutáneas | Carlos Vich Cordón

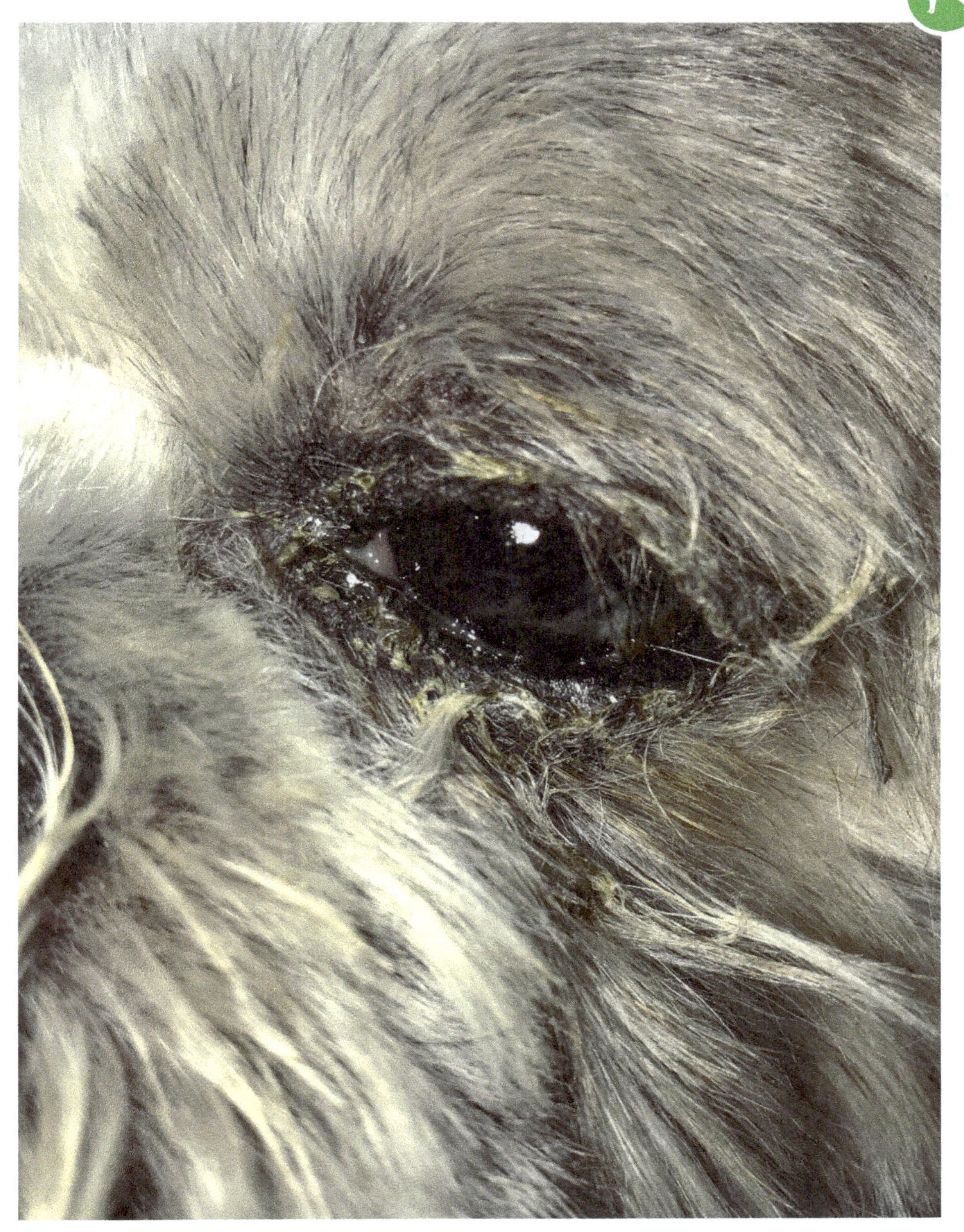

Costras amarillentas (PMC)

Paciente canino de raza maltés, con la presencia de costras amarillas por una pioderma mucocutánea.

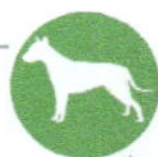

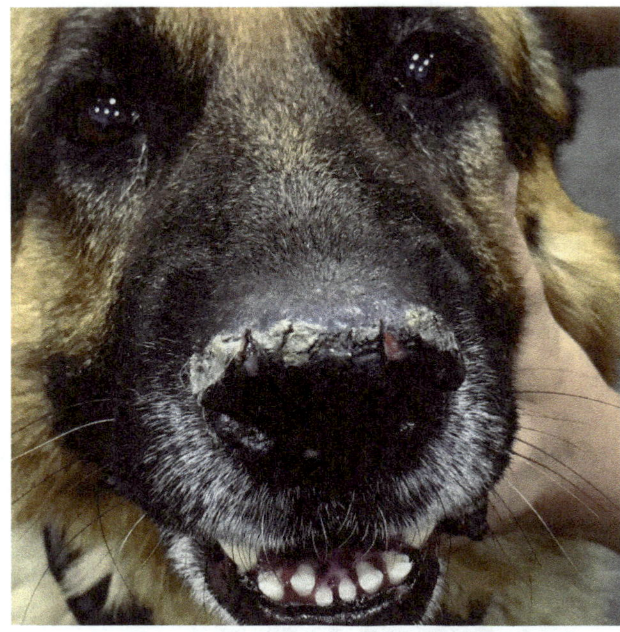

Paciente canino de raza pastor alemán, con la presencia de costras amarillas y erosiones por una pioderma mucocutánea por déficit de IgA.

*Costras amarillentas
(pioderma mucocutánea-PMC)*

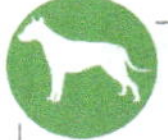

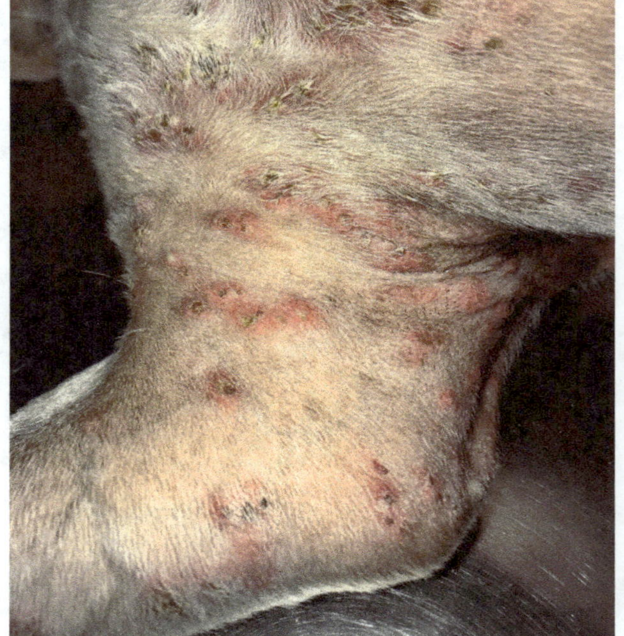

Paciente canino de raza bulldog inglés, con costras amarillas y pústulas estériles por un pénfigo foliáceo.

*Costras amarillentas
(pénfigo foliáceo)*

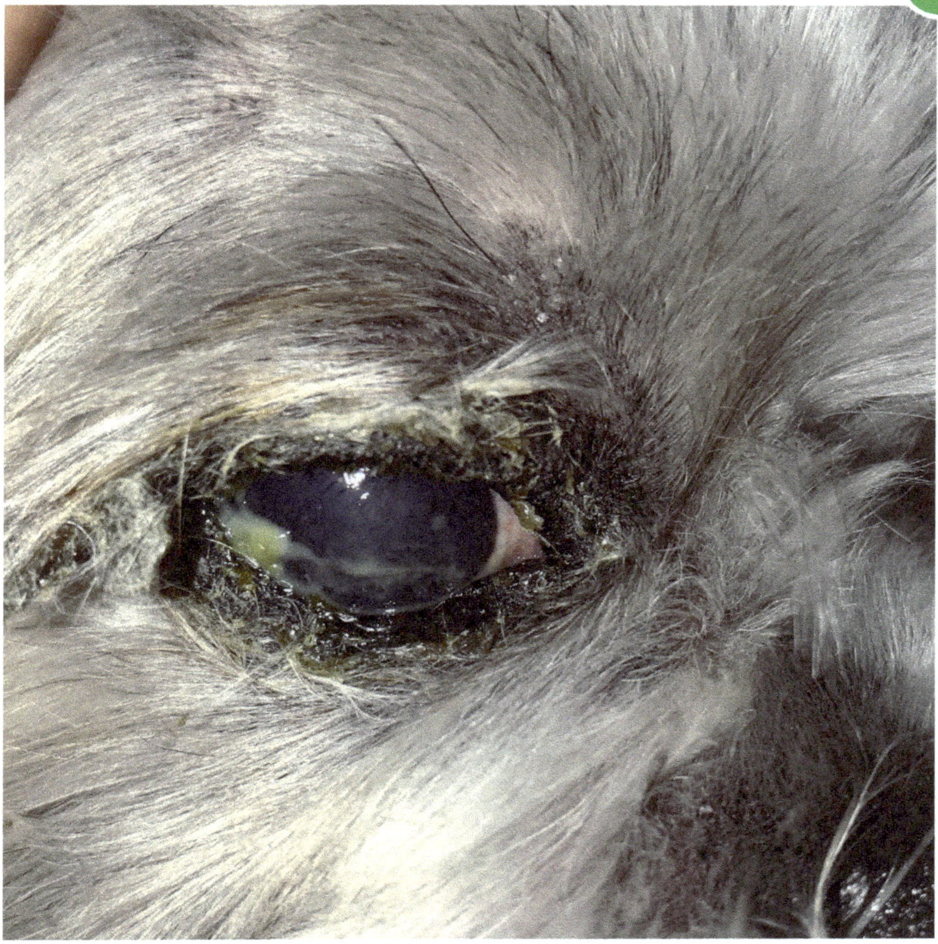

Costras amarillentas (PMC)

Paciente canino de raza maltés, con la presencia de costras amarillas por una pioderma mucocutánea.

[Clase práctica]

COSTRA

https://amazingbooks.es/caso-clinico-vich-22

3.4 HIPOPIGMENTACIÓN

Definición

Es la pérdida de la pigmentación cutánea, leucoderma, o pérdida de la pigmentación del pelo, leucotriquia. A su vez, tanto la leucoderma como la leucotriquia pueden ser primarias o secundarias. Básicamente va a ser primaria cuando el paciente presente una genodermatosis caracterizada por la no producción de melanina por los melanocitos que sí están presentes, no obstante son vagos. Dicha genodermatosis es relativamente frecuente y se conoce como vitíligo. Será leucotriquia o leucoderma secundaria en casos de, por ejemplo, pioderma, leishmaniosis, alopecia areata, dermatosis autoinmunes y dermatosis inflamatorias.

Causas

La causa más frecuente de leucoderma y leucotriquia primaria es básicamente vitíligo, una enfermedad degenerativa a nivel del melanocito que impide la producción de melanina, son melanocitos inhábiles. El paciente presenta en la epidermis, en el estrato basal, melanocitos, pero no son capaces de sintetizar melanina. Las causas más habituales de leucotriquia y de leucoderma son secundarias, con lo cual, la mayoría de las veces vamos a ver tanto leucoderma como leucotriquia secundaria.

Hablaremos de leucotriquia o leucoderma secundaria a pioderma, no es habitual, pero debido a la inflamación que conlleva una pioderma, a veces la resolución de esta inflamación conlleva hipopigmentación. Pero hay casos en los que se observa hipopigmentación cuando lo habitual es justamente todo lo contrario, que se observe hiperpigmentación postinflamatoria. Leishmaniosis produce un tipo de hipopigmentación inflamatoria, igual que las dermatosis autoinmune y las dermatosis inflamatorias. Y un caso muy característico de leucotriquia secundaria es la alopecia areata, que produce alopecia primaria y, en el supuesto de que haya recrecimiento del pelo, muchas veces se produce leucotriquia, en este caso secundaria.

Tratamiento

En el tratamiento del vitíligo no hay ningún tratamiento en especial, pero se puede utilizar tratamientos inmunosupresores y donde se potencie la pigmentación. Por lo que respecta a la pioderma, tratamos la pioderma, *Leishmania* igual, y por lo que respecta a las dermatosis autoinmunes e inflamatorias, trataremos ambas con tratamientos antiinflamatorios. En el primer caso, con tratamientos inmunosupresores y, en el caso de las inflamatorias, tratamientos antiinflamatorios.

La alopecia areata merece una mención especial, es una enfermedad que se diagnostica por tricograma observando raíces en forma de garfio, y el tratamiento de elección es la ciclosporina a 10 mg/kg.

Prevalencia

La prevalencia es mucho más frecuente en el perro que en el gato, y sí que es verdad que el vitíligo, en el perro, la raza más predispuesta es el rottweiler, y en el gato, el siamés. La alopecia areata en el perro no hay una predisposición racial y en el gato no existe, con lo cual, el resto de patologías causa de leucotriquia o leucoderma secundaria van a ser las razas predispuestas de cada caso.

Casos prácticos

Para los casos prácticos, en este libro se han incluido vídeos didácticos donde se explica de forma sencilla cada uno de los conceptos referidos a las lesiones primarias o secundarias. De una forma sencilla, haciendo la lectura del QR con un smartphone o tablet, se puede acceder al vídeo explicativo que complementa a la lectura de cada capítulo.

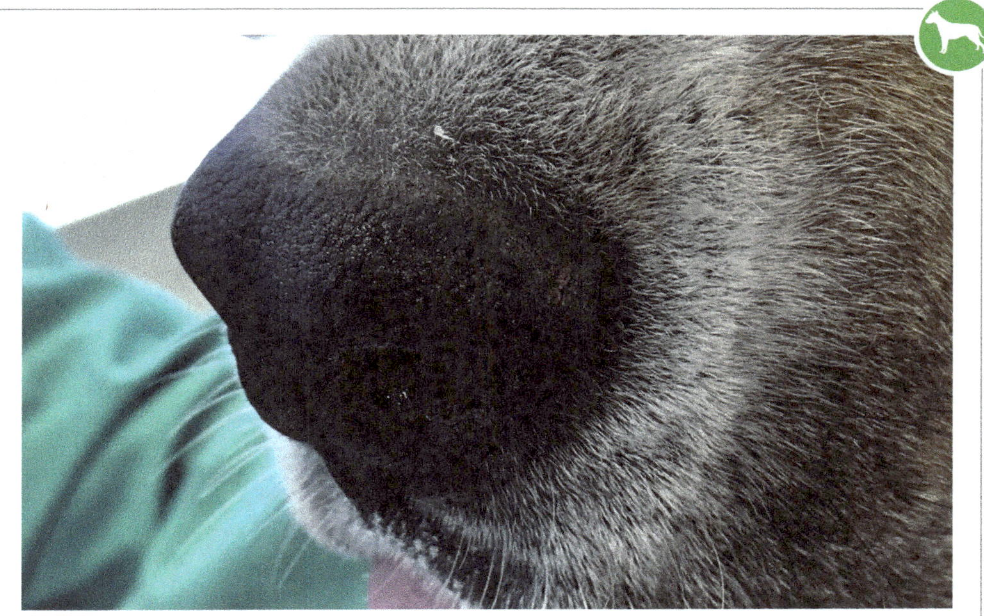

Leucoderma (banda lupoide)

Cuadro clínico en paciente canino de leucoderma, despigmentación de la trufa, a modo de banda, por un lupus eritematoso cutáneo, con la presencia de una banda lupoide.

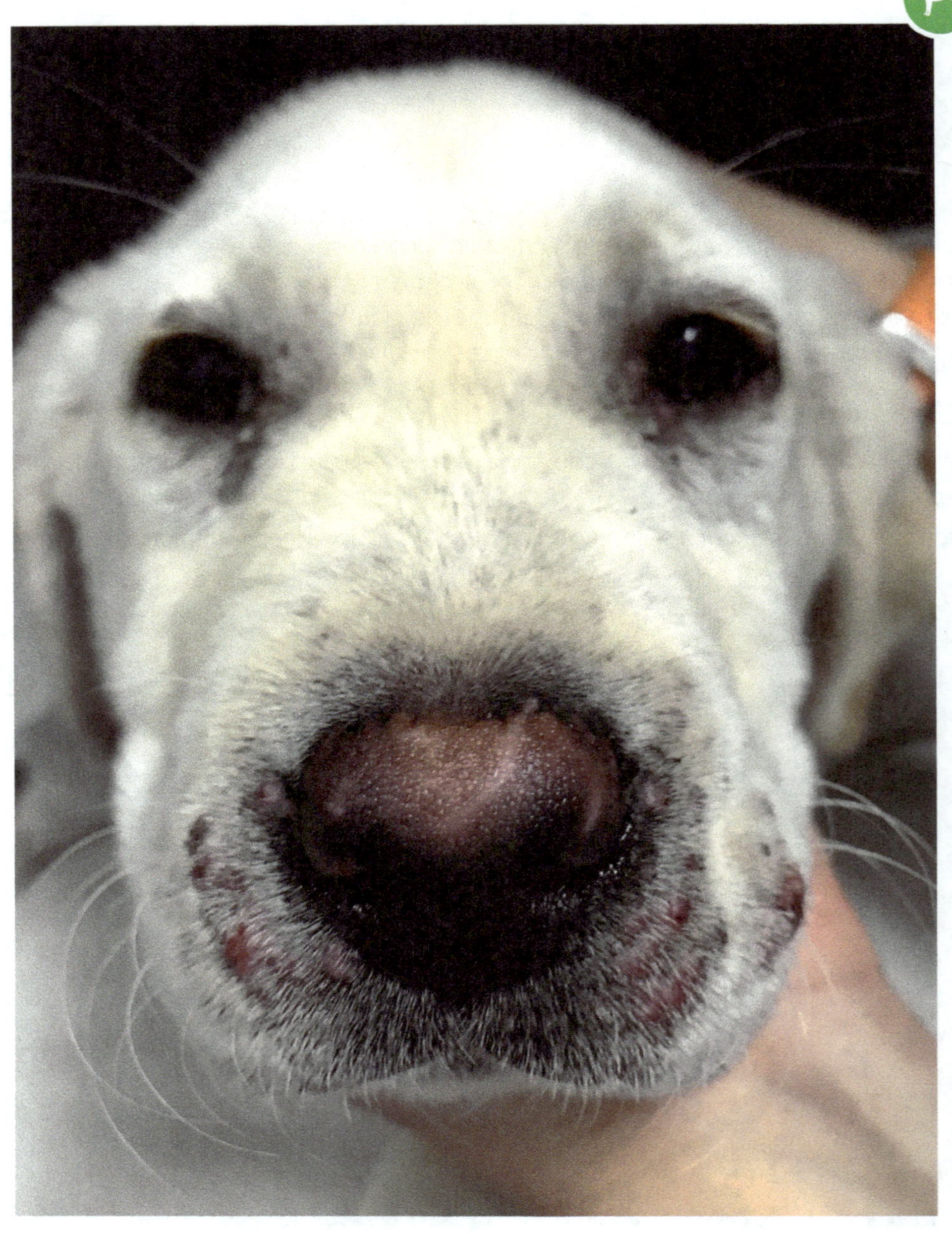

Leucoderma (celulitis juvenil)

Presencia de leucoderma inflamatoria, porque observamos que la trufa está despigmentada, pero presenta eritema también, en un caso de un cachorrito de golden retriever con celulitis juvenil.

Casos clínicos dermatológicos basados en lesiones cutáneas | Carlos Vich Cordón

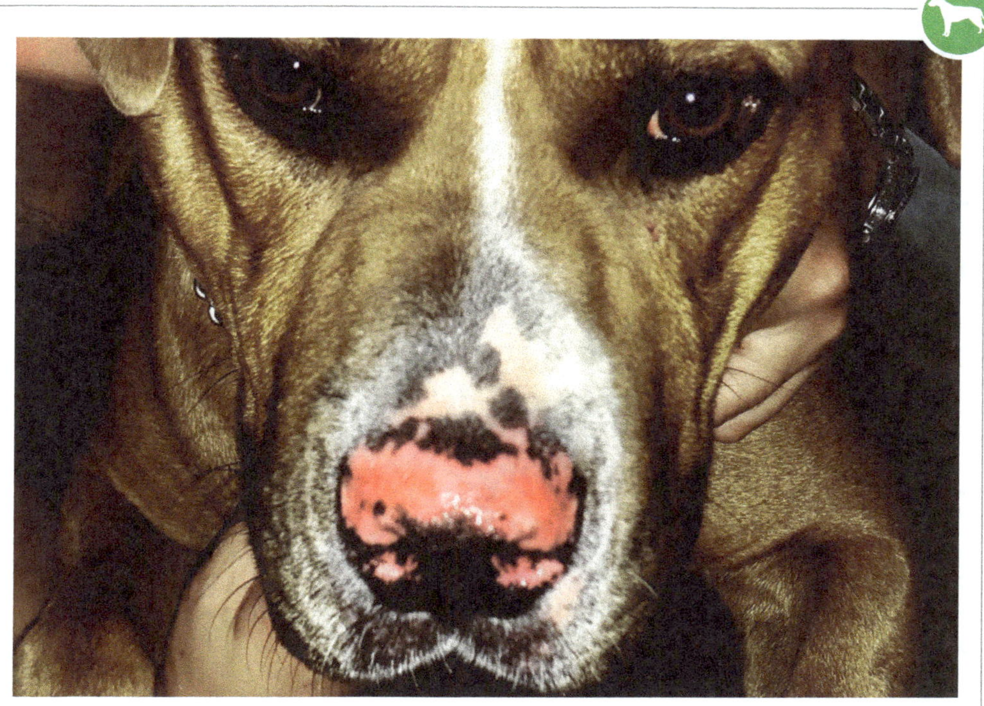

Leucoderma (lupus eritematoso cutáneo)

Observamos este paciente canino con despigmentación inflamatoria, hipopigmentación, leucoderma de la trufa con erosiones por un lupus eritematoso cutáneo.

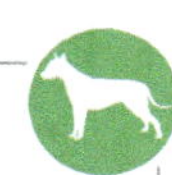

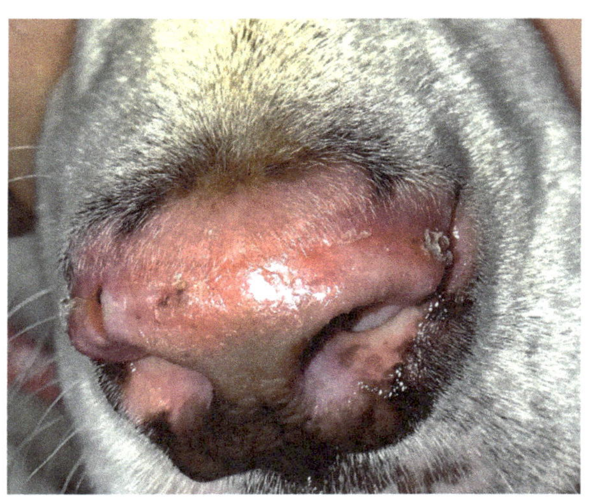

Banda lupoide en este paciente canino, una banda lupoide longitudinal por toda la trufa, con leucoderma inflamatoria. Lupus eritematoso cutáneo.

Leucoderma
(lupus eritematoso cutáneo)

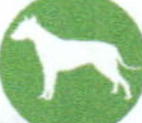

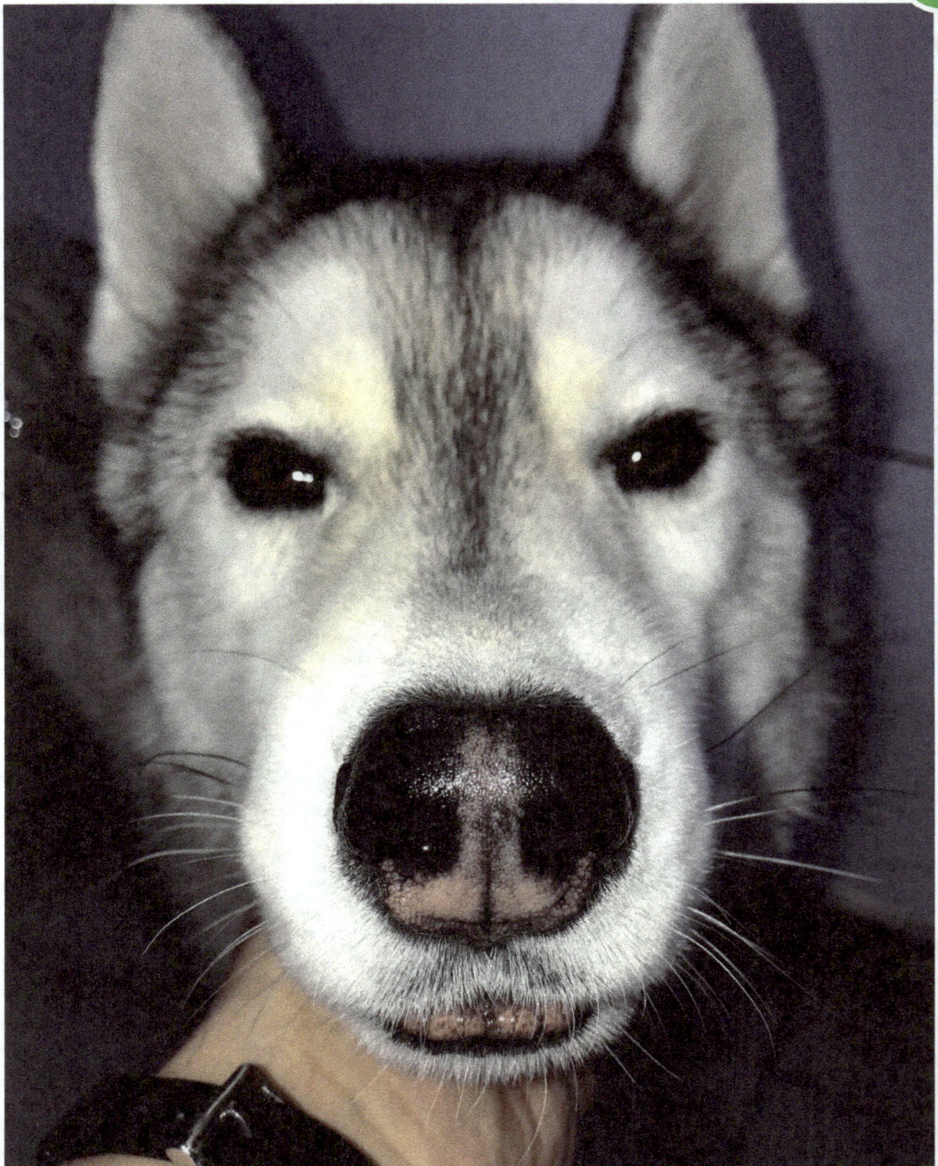

Leucoderma (snow nose)

Observamos este paciente canino con despigmentación no inflamatoria de la trufa, paciente de raza husky siberiano, y es una presentación de un tipo de hipopigmentación característica de razas nórdicas que se denomina *snow nose*.

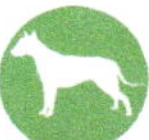

Leucoderma (lupus eritematoso cutáneo)

Paciente canino de raza gran danés con la presencia de leucoderma por lupus eritematoso cutáneo.

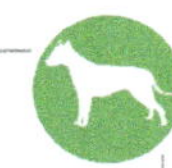

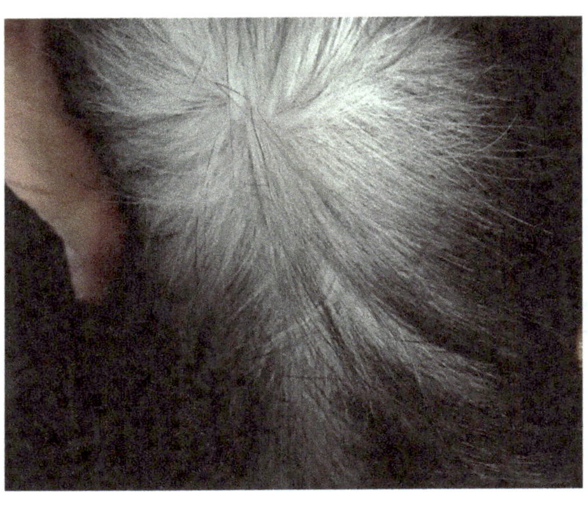

Paciente canino de raza cócker, con leucotriquia a nivel facial, característica de alopecia areata.

Leucotriquia (alopecia areata)

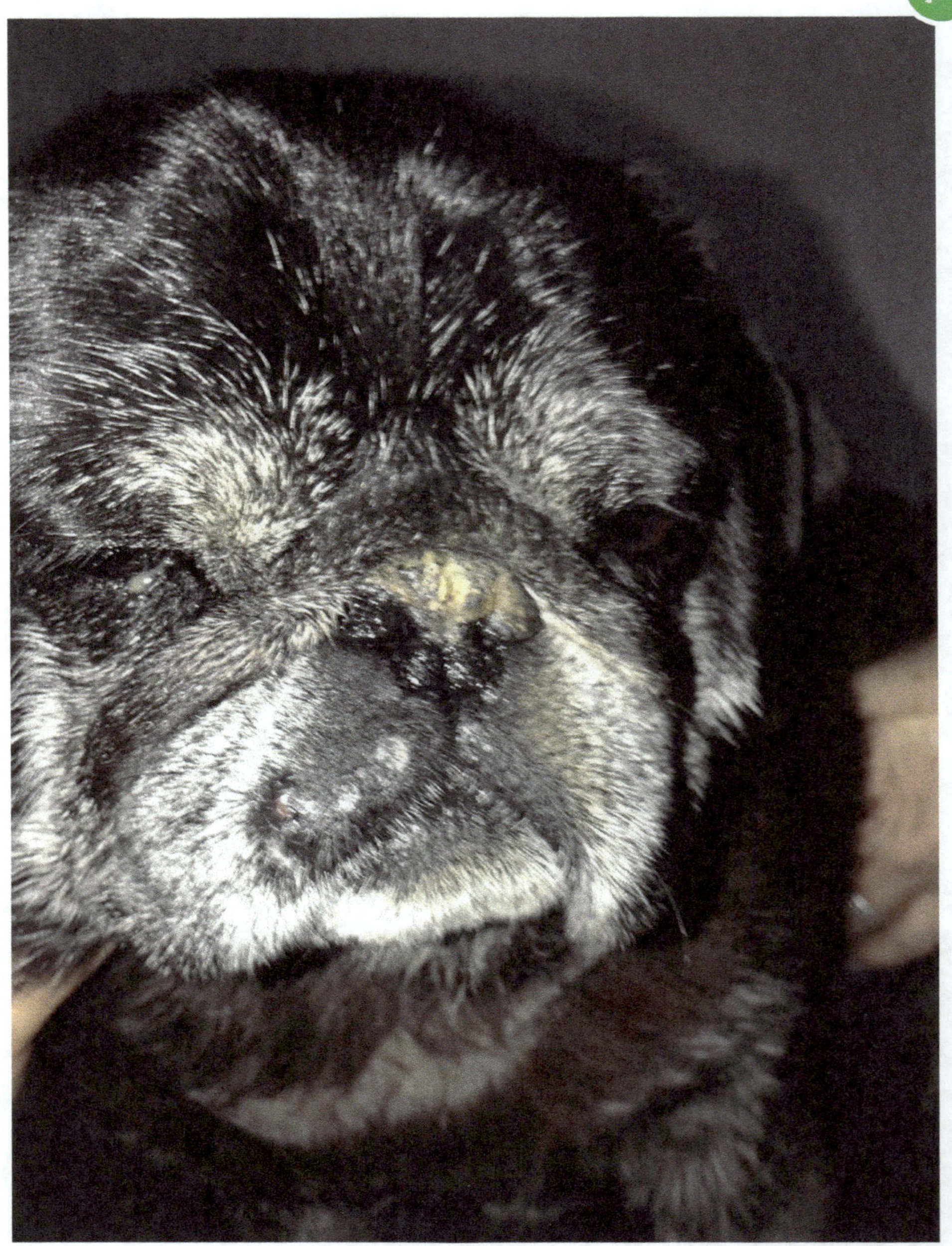

Leucotriquia (alopecia areata)

Paciente canino de raza bulldog francés, con leucotriquia facial debido a una alopecia areata.

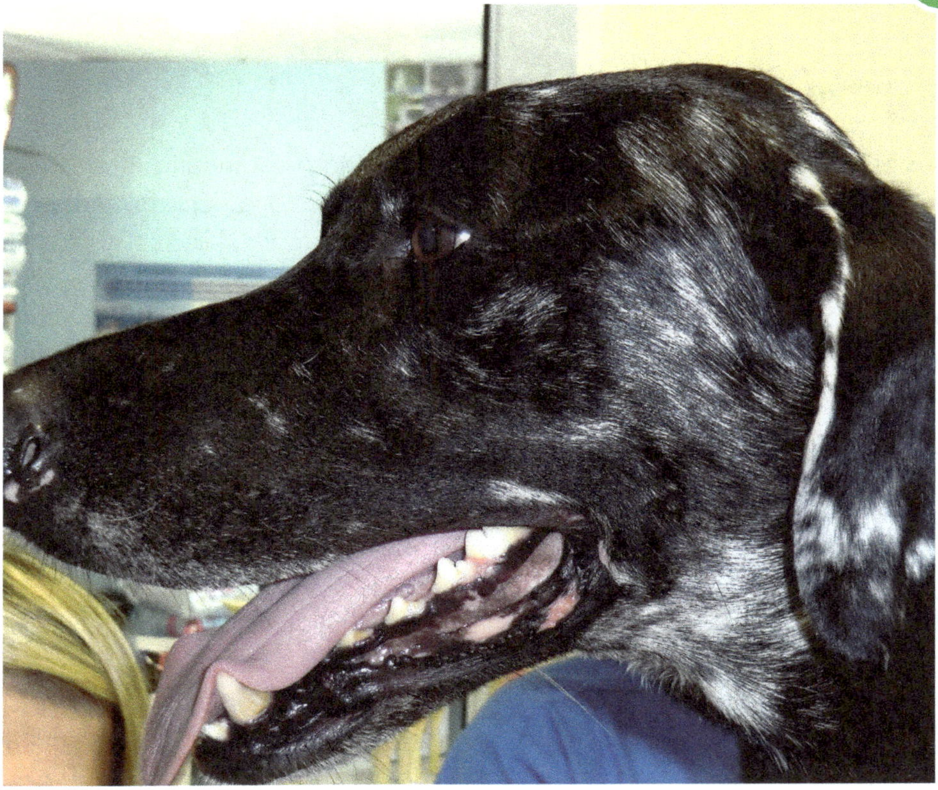

Leucoderma y leucotriquia (vitíligo)

Paciente canino que era de capa oscura, negra, y empezó a despigmentarse, con la presencia de leucotriquia generalizada y leucoderma. Observamos la despigmentación no inflamatoria de la trufa, de las aletas. Caso evidente de vitíligo.

[**Clase práctica**]

HIPOPIGMENTACIÓN

https://amazingbooks.es/caso-clinico-vich-23

3.5 ALOPECIA

Definición

La alopecia es una lesión que puede ser primaria o secundaria, dependiendo de la patología que presente el paciente. Se define como la pérdida total de pelo en una zona donde se espera que haya pelo. Por otra parte, hay un paso intermedio, que es la pérdida parcial, la que denominamos hipotricosis, menos pelo de lo esperado. Alopecia, pérdida total; hipotricosis, pérdida parcial. Ahora veremos cómo puede ser, qué casos producen alopecia primaria y qué casos o qué etiologías producen alopecia secundaria.

Causas

Las causas más frecuentes y más importantes de alopecia primaria van a ser aquellas en las cuales el *target* de la enfermedad sea el folículo piloso, con lo cual tenemos: endocrinopatías, todas las endocrinopatías producen atrofia folicular, por lo que va a haber telogenización, con lo cual, alopecia. Alopecia areata produce alopecia primaria por definición, se producen anticuerpos contra el folículo piloso y el pelo cae. Y, por último, displasia distrofia folicular es una enfermedad específica de la raíz del pelo, en la cual se crean pelos mal formados, distróficos, y displasias foliculares por la presencia de macromelanosomas, por lo que estas tres son las causas principales de alopecia primaria. Independientemente cabe destacar como alopecias primarias todas aquellas genéticas en las cuales hay una agenesia marcada del folículo piloso y del pelo. Las razas con alopecia genética son el crestado chino, devon rex, sphinx, perro peruano…

Por lo que respecta a las alopecias secundarias, vamos a destacar tres patologías o tres cuadros clínicos compatibles. Uno, pioderma. Si hay una infección bacteriana del folículo piloso, el pelo se pudre, como si fuera una viga con termitas, y cae. Dermatosis inflamatorias: si hay una foliculitis por inflamación, el pelo se asfixia por la inflamación y cae. Autotraumatismo: pacientes que tienen un prurito intenso, que se rascan o se muerden, y van rompiendo el pelo, lo van cortando, hasta quedar totalmente afeitados. Y esto, en el gato, se ve con un cuadro clínico característico que se denomina alopecia extensiva felina.

Otra causa de alopecia secundaria, la dermatofitosis. En un paciente con *Dermatophytes*, tanto perro como gato, la queratina folicular se infecta y el pelo cae.

Tratamiento

Por lo que respecta al tratamiento, en cuanto a las patologías primarias, la alopecia areata, tratamiento de elección, ciclosporina, 10 mg/kg. De la displasia distrofia folicular, melatonina. Tratamiento de la alopecia primaria por endocrinopatía, dependerá de cada caso: Cushing, sexual (ovárico-testicular), hipotiroidismo, alopecia X... Cada una con su tratamiento.

Como tratamiento de las alopecias secundarias, si es una foliculitis bacteriana, trataremos la pioderma. La dermatofitosis, trataremos los *Dermatophytes*. La dermatosis inflamatoria, trataremos las causas de esta inflamación. Y el autotraumatismo, controlaremos el prurito identificando su causa principal para que el paciente no presente más prurito y así no va a haber autotraumatismo, con lo que no habrá alopecia secundaria.

Prevalencia

La alopecia, tanto en el perro como en el gato, es bastante frecuente como lesión. En el gato, sobre todo, la causa número uno de alopecia es la dermatofitosis, tanto en casos de alopecia localizada como multifocal, generalizada, excepto en un cuadro clínico específico del gato que es la alopecia extensiva felina, se debe a autotraumatismo, por lamido, por prurito. En el perro hay un pleomorfismo de causas y de cuadros clínicos que cursan con alopecia.

La alopecia es bastante frecuente como lesión, tanto en la especie canina como en la felina. En el perro, la etiología, tanto si es primaria como si es secundaria, es bastante pleomórfica. En el gato, sobre todo, dos: *Dermatophytes* y alopecia extensiva felina, como causa: atopia normalmente o DAPP. En el gato, sobre todo, los persas presentan dermatofitosis con mucha facilidad porque en muchas ocasiones contienen en la microbiota cutánea *Microsporum canis*, son incluso portadores, tanto sintomáticos como asintomáticos. En el perro, las razas más predispuestas a presentar displasia distrofia folicular son pinscher, dóberman, yorkshire terrier, braco. En la alopecia areata no hay una predisposición racial, y las endocrinopatías, alguna tiene más predisposición que otras, por ejemplo, el caniche está muy predispuesto a presentar síndrome de Cushing.

Bóxer, labrador, rottweiler, dóberman y golden retriever son razas predispuestas a presentar hipotiroidismo.

Y alopecia X o *adrenal sex* es bastante frecuente en pomerania.

Casos prácticos

Para los casos prácticos, en este libro se han incluido vídeos didácticos donde se explica de forma sencilla cada uno de los conceptos referidos a las lesiones primarias o secundarias. De una forma sencilla, haciendo la lectura del QR con un smartphone o tablet, se puede acceder al vídeo explicativo que complementa a la lectura de cada capítulo.

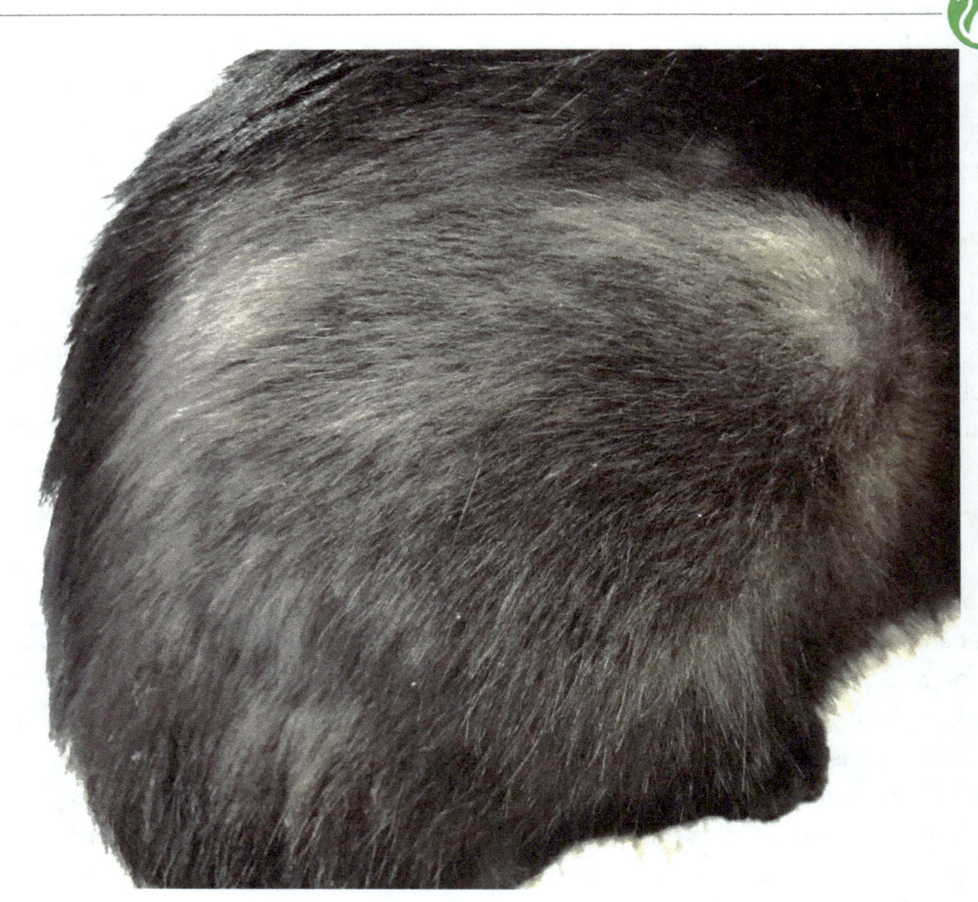

Alopecia (AEF)

Paciente felino de raza siamés, con cuadro clínico típico de alopecia extensiva felina por prurito. Las causas son normalmente DAPP, ambiental o las dos.

 Casos clínicos dermatológicos basados en lesiones cutáneas | Carlos Vich Cordón

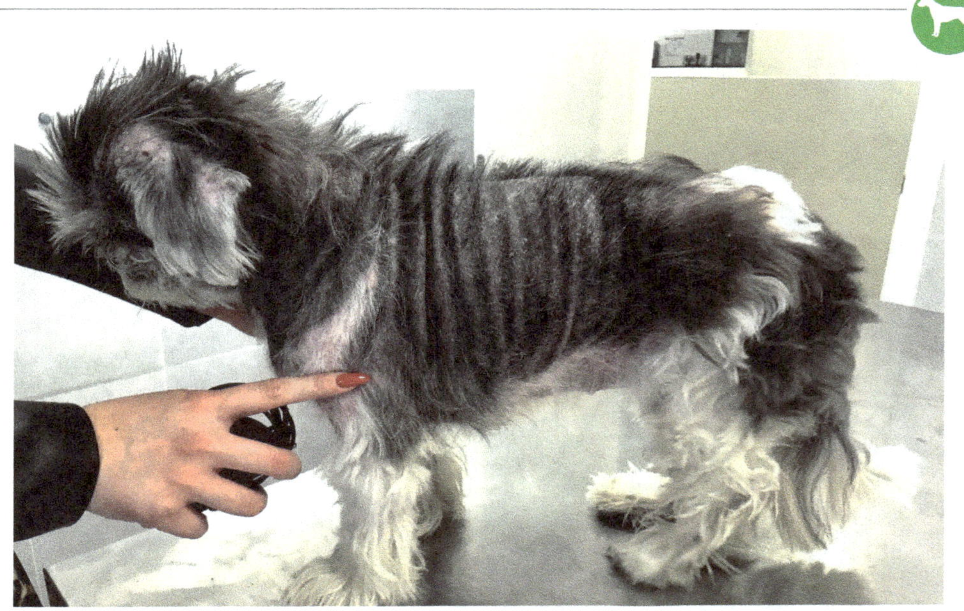

Alopecia (atopia)

Paciente canino de raza shih tzu, con prurito crónico y alopecia secundaria por autotraumatismo y por pioderma.

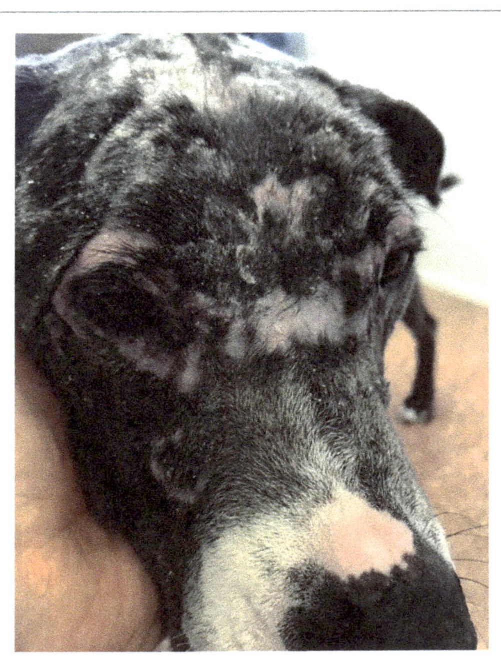

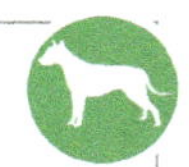

Paciente canino con alopecia a nivel facial, multifocal, incluso con lesiones serpiginosas, debido a una dermatopatía isquémica

Alopecia (dermatopatia isquemica)

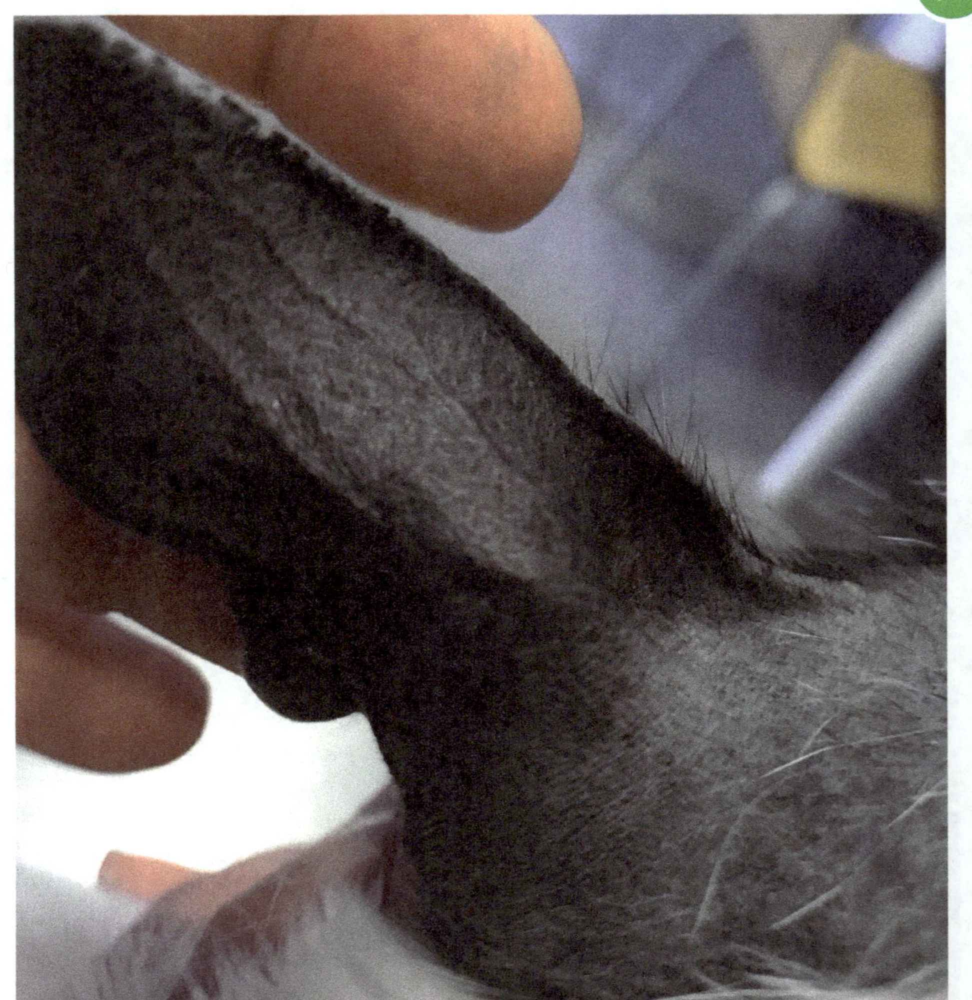

Alopecia (displasia distrofia folicular)

Alopecia en el pabellón auricular y a nivel facial de chihuahua con pelo blanco y pelo gris, y únicamente la alopecia está localizada en el pelo gris, característica topografía de displasia distrofia folicular del pelo gris.

Casos clínicos dermatológicos basados en lesiones cutáneas | Carlos Vich Cordón

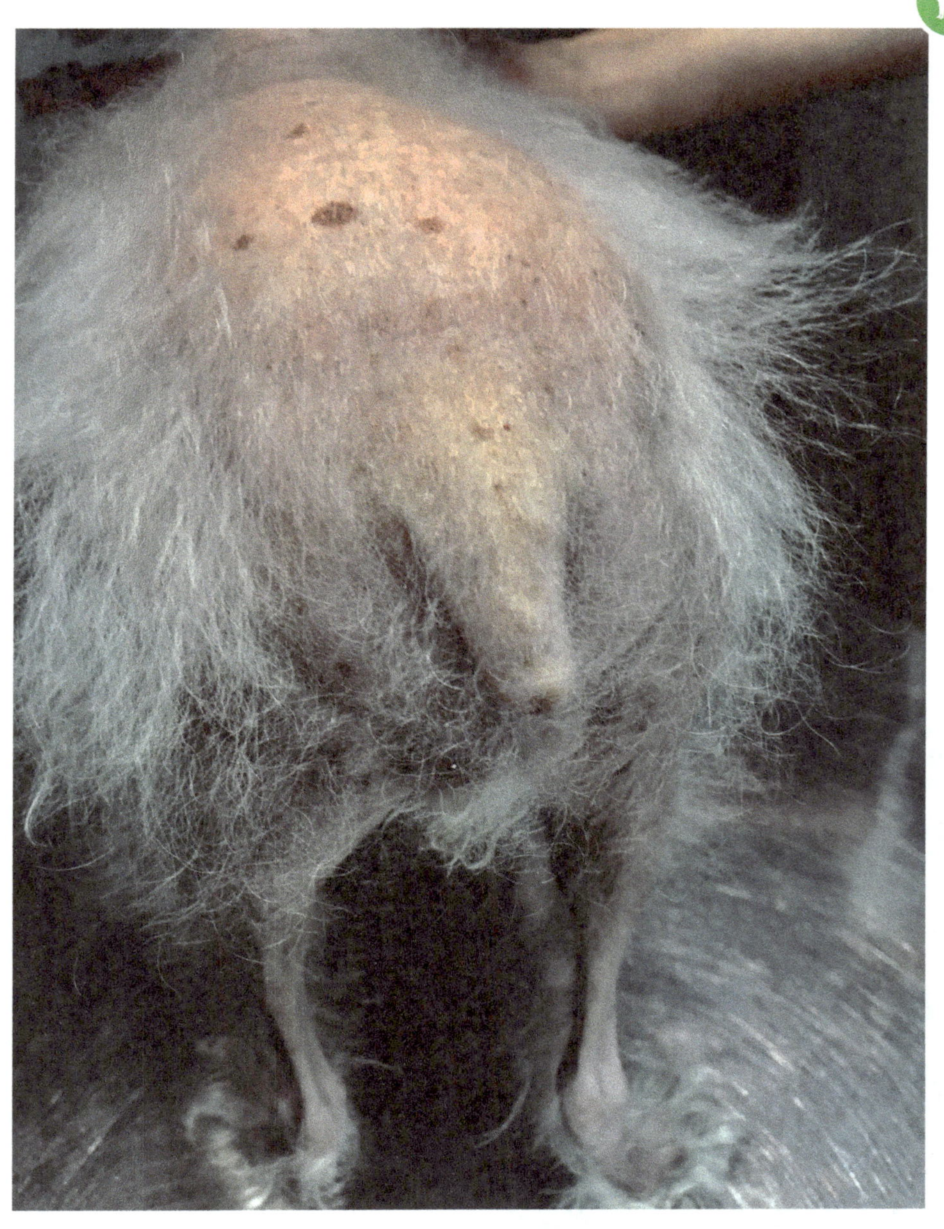

Alopecia (endocrinopatía)

Alopecia en este paciente canino, también en la cola y en el tercio posterior y el tronco por una endocrinopatía, un síndrome de Cushing.

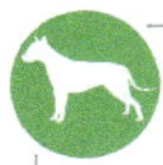

Alopecia localizada a nivel facial en este paciente canino de raza bulldog francés, con un nódulo, pápulas y alopecia, por querion.

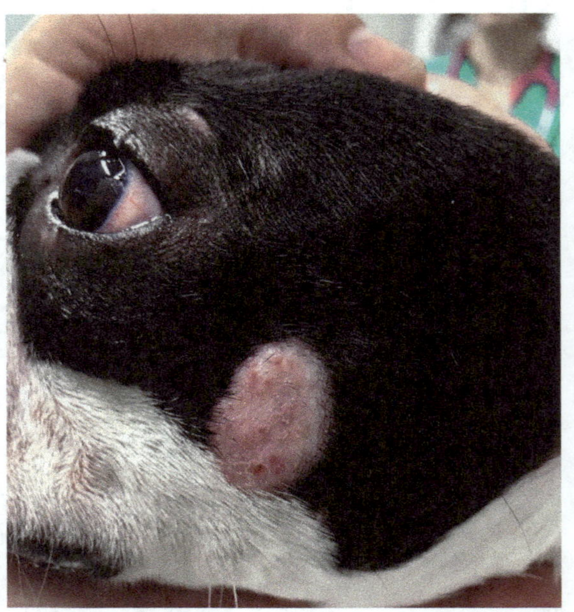

Alopecia (querion)

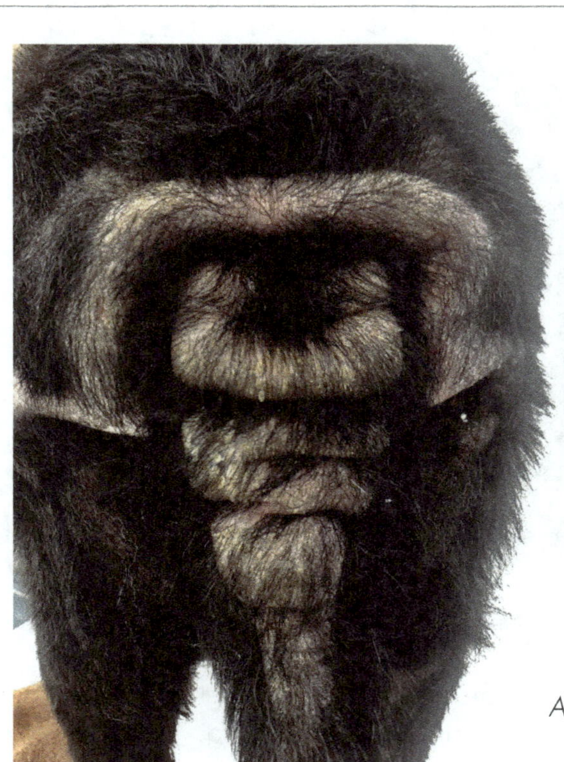

Paciente canino raza shar pei, con alopecia por mucinosis cutánea. Acúmulo excesivo de mucina en la dermis, incluyendo también el folículo piloso, y el pelo cae por asfixia.

Alopecia (mucinosis cutánea)

Casos clínicos dermatológicos basados en lesiones cutáneas | Carlos Vich Cordón

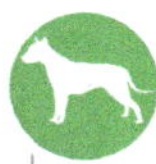

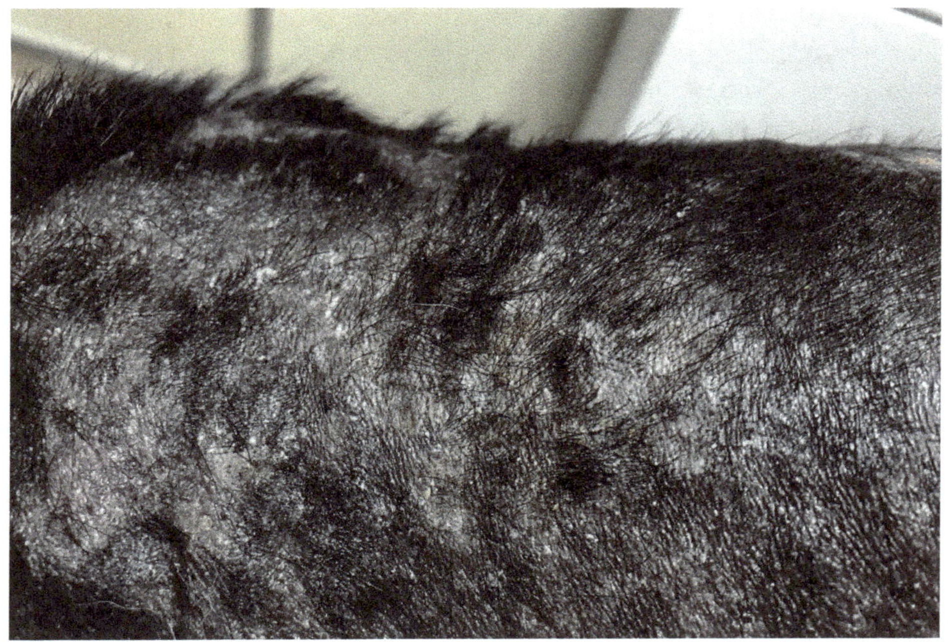

Alopecia (foliculitis bacteriana)

Alopecia multifocal en paciente canino de raza bulldog inglés por foliculitis bacteriana.

[*Clase práctica*]

ALOPECIA

https://amazingbooks.es/caso-clinico-vich-24

CASO CLÍNICO POR PÚSTULA

A continuación, se explican las diferentes fases de un caso clínico inédito. En donde se establecen los parámetros de historia clínica, examen físico y complementario, diagnóstico, tratamiento, resultados y seguimiento así como un breve comentario del caso clínico para mayor comprensión.

Historia

He visitado a Nikita en un hospital veterinario de Barcelona, muy cerca de un parque en el que cada tarde se juntan muchos perros para jugar e interaccionar.

El propietario está muy preocupado ya que un amigo suyo le ha dicho que su perro tuvo «lo mismo» y murió de cáncer.

Nikita es una perra de raza galgo, de 6 años de edad, hembra esterilizada con historial nulo de problemas en la piel, no obstante, desde hace 2 meses presenta lesiones pustulares que no han respondido a glucocorticoides ni a ketoconazol.

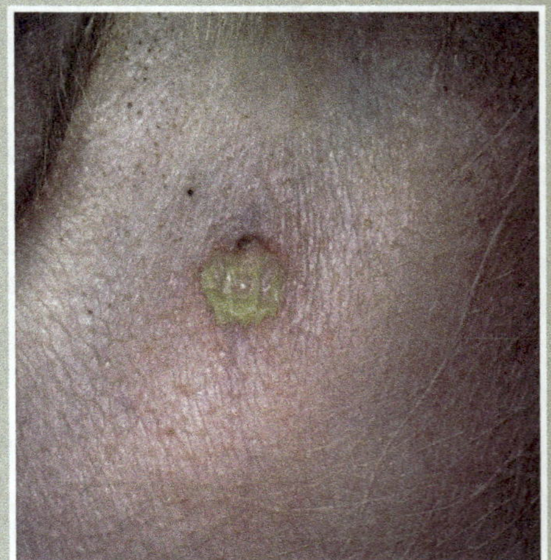

Examen físico

El examen general no reveló anomalías. El examen dermatológico a distancia y de cerca reflejó la presencia de pústulas de grandes dimensiones en zonas glabras.

Presenta prurito facial y podal dorsal.

Mi diagnóstico diferencial se basó en todas las dermatosis pustulares:

- Pénfigo foliáceo
- Leishmaniosis
- Pioderma
- Neoplasia (linfoma)
- Dermatofitosis
- Demodicosis
- Reacción a fármaco

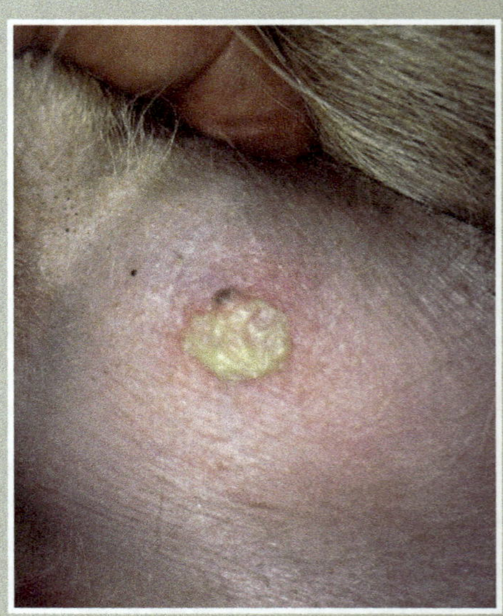

Examen complementario

Realicé citología de las pústulas por la «técnica del huevo frito».

La citología reflejó ser séptica con la presencia de un infiltrado inflamatorio con numerosos neutrófilos y cocos fagocitados.

La citología fue diagnosticada de pioderma.

Diagnóstico

- Pioderma
- Atopia

Tratamiento

- Cefalexina 22 mg/kg/BID/4 semanas.
- Ciclosporina 5 mg/kg/SID.
- DHA a 100 mg/Kg/SID.
- Champuterapia.

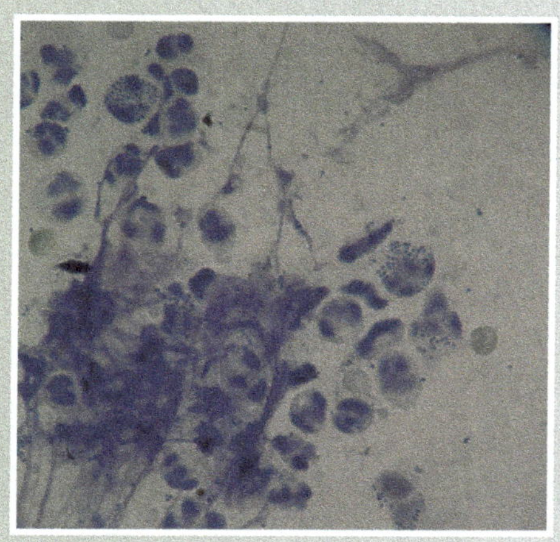

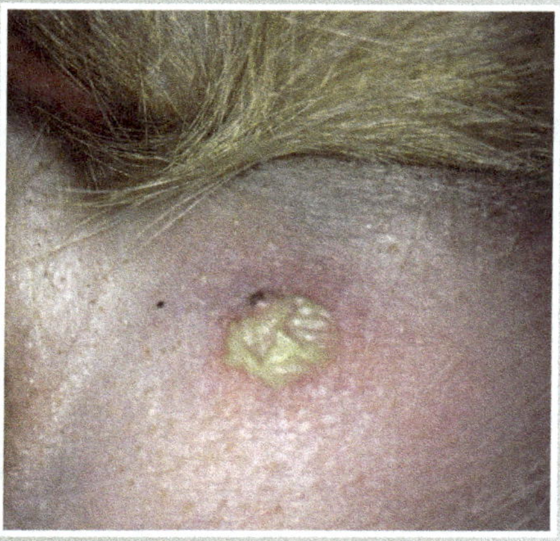

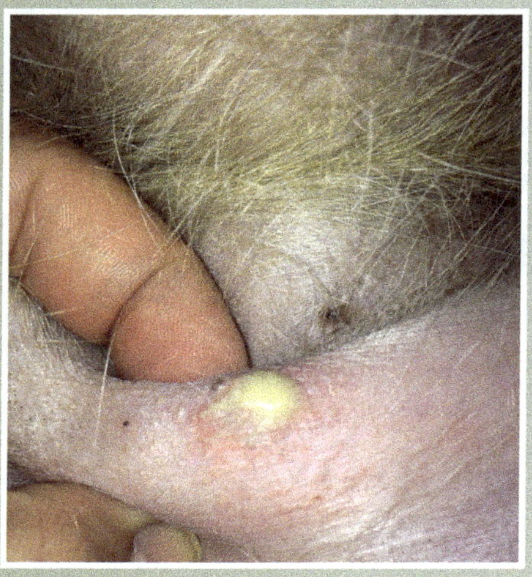

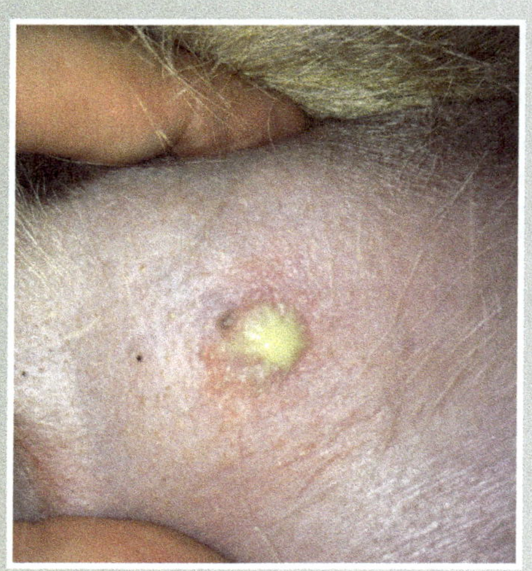

Nikita mejoró rápidamente durante las dos primeras semanas. Después, continuó mejorando lentamente, hasta que las lesiones desaparecieron por completo en un mes.

El prurito disminuyó un 80 % el primer mes y paulatinamente bajó hasta estar completamente controlado en tres meses.

Comentarios

Nikita mantuvo controlada su atopia con tratamiento crónico con ciclosporina y champuterapia, además de haber curado la pioderma secundaria.

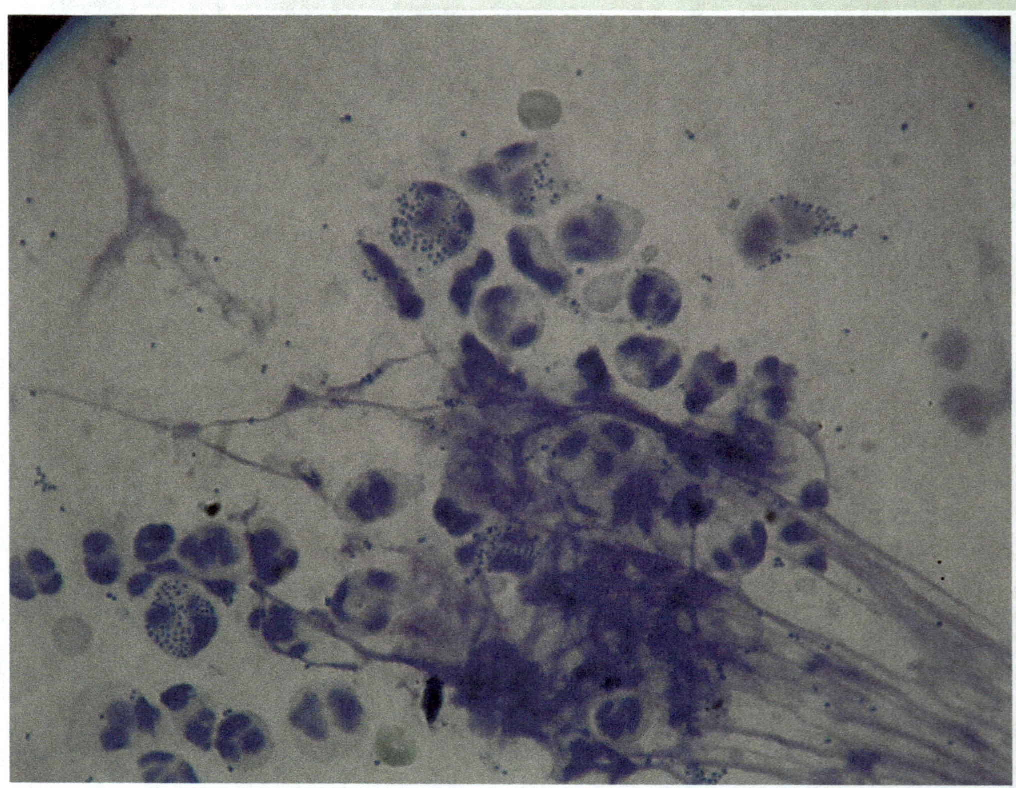

Papel con certificación PEFC

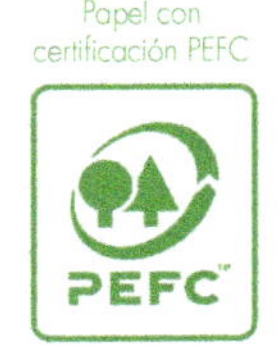

Compromiso de reciclaje